PTSDのための
対人関係療法

Interpersonal Psychotherapy *for*
Posttraumatic Stress Disorder

ジョン・C・マーコウィッツ John C. Markowitz
【監訳】水島広子 Hiroko Mizushima
【訳】中森拓也 Takuya Nakamori

創元社

Interpersonal Psychotherapy for Posttraumatic Stress Disorder
by John C. Markowitz

Copyright © Oxford University Press 2017

Interpersonal Psychotherapy for Posttraumatic Stress Disorder was originally published in English in 2017. This translation is published by arrangement with Oxford University Press. Sogensha is solely responsible for this translation from the original work and Oxford University Press shall have no liability for any errors, omissions or inaccuracies or ambiguities in such translation or for any losses caused by reliance thereon.

本書の日本語版翻訳権は、株式会社創元社がこれを保有する。
本書の一部あるいは全部についていかなる形においても出版社の許可なくこれを使用・転載することを禁止する。

もくじ

謝辞 ··· v

序文 ··· vi

第 1 章 エビデンスに関するまとめ ································· 3

第 2 章 対象となる診断——PTSDとは何か？ ······················ 5

第 3 章 IPT入門 ·· 16

第 4 章 PTSDに対するIPTの適用 ······························ 31

第 5 章 PTSDのためのIPT——初期 ··························· 42

第 6 章 PTSDのためのIPT——中期 ··························· 59

第 7 章 PTSDのためのIPT——役割の変化 ····················· 75

第 8 章 PTSDのためのIPT——悲哀 ·························· 102

第 9 章 PTSDのためのIPT——役割をめぐる不和 ··············· 111

第10章 PTSDのためのIPT——終結期と維持 ·················· 137

第11章 困難な状況と特別な環境 ······························ 143

第12章 実践上の諸問題 ···································· 154

第13章 PTSDのためのIPTのトレーニング ··················· 158

第14章 おわりに——私たちはここからどこに向かうのか？ ·········· 162

付録——PTSDのためのIPT患者さん用プリント ·················· 165

参考文献 ·· 171

索引 ··· 180

監訳者あとがき ··· 185

iii

謝辞

　多くの方々にここで謝意を述べておきたい。Gerald L. Klerman, M.D.、Myrna M. Weissman, Ph.D.。この二人がいなければ、対人関係療法（IPT）が開発されることもなかったし、この強力な治療法の研究をするようにと私を励ましてくれることもなかった。Kathryn Bleiberg, Ph.D. は、コーネル医療センターで最初のIPTの心的外傷後ストレス障害（PTSD）への適用を、共同研究してくれた（また、Bleiberg博士は第7章での症例提供に大きな貢献をしてくれた）。Ramdall Marshall, M.D. がいなかったら、米国国立精神保健研究所（NIMH）が、慢性PTSDに対する我々のランダム化比較研究（RCT）に資金提供をしてくれることはなかっただろう。

　また、ニューヨーク州立精神医学研究所/コロンビア大学の慢性PTSD精神療法治療チームの数多くのメンバーたちなしには本書を支える研究は決して成し遂げられなかっただろう。とりわけ、Libby Graf, M.D.、Hayley Pessin, Ph.D.、そして Alexandra Klein Rafaeli, Ph.D. は、本マニュアルの以前のバージョンでの研究をしてくれた。ニューヨーク大学医学部（現在）のEva Petkova, Ph.D. がいなかったら、研究の助成金も得られず、結果の解析もできなかっただろう。本研究を実施したニューヨーク州立精神医学研究所の不安障害クリニックで思慮深く支援してくれた私の同僚たち、本研究（R01　MH079078）に資金支援をしてくれたNIMHにも謝意を表する。感謝すべき指導者や同僚たちはここには書ききれないほどである。Barbara Milrod, M.D. による、疲れを知らない援助とインフォーマルな編集作業とサポートに感謝している。Sarah Harrington 氏は、オックスフォード大学出版局で、査読者たちのいくらかの懸念の中、本書を擁護してくれた。そしてもちろんこのPTSDのためのIPT研究に参加し、IPTとその他の2つの治療法、持続エクスポージャー療法およびリラクセーション療法による治療を受け、効果を享受してくださった患者のみなさまにも感謝の意を表する。

—John C. Markowitz, M.D.

序文

　人生を、悲劇が襲う。心を打ちのめす出来事が起き、感情的な衝撃を受ける。たいてい私たちは打撃を最小限にとどめようとする。2, 3日は苛立ち、不安になることもある。睡眠や食欲、集中力が少し落ちることもある。しかし大概、私たちはそこから立ち直る。人間にはレジリエンス、つまり回復する力があるのだ。人生の途上でたいていの人間はある種の大きなトラウマを受ける［Kessler et al., 1995; Breslau et al., 1998］が、ほとんどの場合、精神医学上の深刻な後遺症を起こすことはない。

　とはいえ人によっては、遺伝的特性や過去の体験（過去のトラウマも含まれる）などのせいで、他の人々より深刻な脆弱性を抱えている。このような人は他の人よりも大きな生活上の困難を経験する。ある種の出来事はアメリカ精神医学会（APA）のDSM（『精神疾患の診断・統計マニュアル』）が「トラウマ」と呼ぶほど恐ろしい。このトラウマという用語はさまざまに再定義されてきている。現行のDSM-5［2013］ではその定義は以下のようになる。

　実際にまたは危うく死ぬ，重傷を負う，性的暴力を受ける出来事への，以下のいずれか1つ（またはそれ以上）の形による曝露：
1.　心的外傷的出来事を直接体験する.
2.　他人に起こった出来事を直に目撃する.
3.　近親者または親しい友人に起こった心的外傷的出来事を耳にする［…］.
4.　心的外傷的出来事の強い不快感をいだく細部に，繰り返しまたは極端に曝露される体験をする（例：遺体を収集する緊急対応要員，児童虐待の詳細に繰り返し曝露される警官）.
　　　［日本精神神経学会 日本語版用語監修、髙橋三郎・大野裕 監訳、医学書院、2014］

　そのような出来事を経験した後でもなお、多くの人々はレジリエンスを発揮できる。しかし毎年3.5%［Kessler, Chiu, et al., 2005］、生涯を通してみた場合は6.8%

［Kessler, Berglund, et al., 2005］の人々が、その体験を振り払うことができない。この比率は軍関係者や［Wisco et al., 2014; 2016］その他の高リスク集団ではさらに高くなる。トラウマ体験は、その人々のもとにとどまり続け、心から振り払うことができない。望まないのにその体験がずっと持続するのだ。同時にそのストーリーは圧倒的かつ断片的で、まとめるのが困難に思えるかもしれない。すべてがそのトラウマを思い出させる。匂い、音、特定の物体、場所なども だ。トラウマは睡眠や気分にも影響を及ぼす。ひどく感情的になるか、あるいは逆に麻痺してしまう。社会的にひきこもる。安全の感覚が壊されてしまう。世界は意味不明で脅威にあふれた地雷原のようにも感じられ、そして周囲の人々も信用できないように感じられるのだ。ここまで至ると、心的外傷後ストレス障害（PTSD）の可能性を考えることになる。

　症例：エイミー、37歳、既婚、白人、カトリック。会社員で1児の母。診察室にやって来る8か月前に、暗がりの道でナイフ強盗に遭っていた。彼女は、恐ろしいこの出来事が繰り返されるフラッシュバックについて話した。彼女は財布どころか命も脅かされたのだ。睡眠にも問題が生じ悪夢で目覚めるようになり、注意力も散漫になり、ひどく気が散ってしまうようにもなっていた。不安が強く、いくらか憂鬱でもあった。その出来事について考えるのをやめようとしているのだが、何もかもがそれを思い出させてくるのだった。彼女が強盗に遭った近辺、似た感じのする通り、尖ったもの、人々の声の調子、通りから漂う匂い、暗闇。この出来事のいろいろな側面を、彼女は自ら遮断していたり、まとめられないままでいたりした。

　また、エイミーは人々や周囲の環境との接触におびえ始めた。かつては社交的だったのに、もう夜に出歩かなくなった。日中に家を空けることさえ最小限にするようになった。仕事もうまくいかなくなった。出張に行く気もせず、他人と接触するのも怖い。彼女は無力に感じており、誰も信頼できず混乱して虚しい感じがしていた。恋人や友人、家族とも話さなくなっていた。また、彼女は子ども時代に母から自分が身体的な虐待を受けていたとも言った。

　PTSDは広い範囲に見られ［Kessler, Chiu, et al., 2005］、苦痛かつ衰弱を伴い［McMillen et al., 2002; Sareen et al., 2007］、しばしば慢性的であり、致命的でさえある障

害である［Sareen et al., 2007］。ただ、幸いなことに、PTSDは治療可能である。いくつかの治療法がRCTで検証されており、患者への有効性も示されている。PTSDの諸症状を軽減し、社会的機能と生活の質を改善しているのだ。この数十年、PTSDに対する治療アプローチとして主流となっているのは認知行動療法（CBT）であり、これは多様な形式をとる。そのすべては、馴化が恐怖消去につながるという原則と、患者をトラウマ記憶に曝露（エクスポージャー）する、実践的臨床アプローチに焦点を当てている。トラウマの記憶がかき立てる恐怖に向き合うように促すのだ。初めのうちは、患者はより不安になるが、もし恐怖から逃げることなく向かい合えば、患者は危険が去っていくのを実感できる。患者たちは**馴化**するのだ。つまり自分の恐怖と向き合うのに慣れていき、すると恐怖は収まるのである。実際、致命的な列車事故を目撃した人でも、列車に乗ることに再び慣れていけるのである。「あの時はあの時、今は今。危険は去ったし、記憶そのものが危険なわけではない」と実感しているからだ。それでもなおトラウマ体験の記憶が残る人もいるが、だからと言ってそれが不安の水準や行動に影響を及ぼすことはなくなる。

　このような治療は、多くがCBTのフォーマットに基づいており［Foaら, 2000］、患者の多くにはとても有効だ。しかしすべての精神科的治療や心理療法（そしてそれ以外の医学的治療全般も）と同様、エクスポージャー療法も完璧なものではない。みんなに効くわけではないのだ。エクスポージャー療法が効くであろう患者であっても、（十分理解可能だが）最悪の恐怖に向き合うことにおびえすぎてしまい、この治療法を試そうとしないのである。

　本書ではこの恐怖消去モデルに代わる新たな選択肢に取り組むことにしたい。大うつ病患者と摂食障害患者で奏功したIPTを、私たちは慢性PTSD患者の治療法として試した。IPTはCBTとはとても異なるタイプの精神療法だ。RCTでは、IPTは持続エクスポージャー療法に取って代わり得ることが示されている。持続エクスポージャー療法とは、PTSDの諸症状の軽減のため、最もよく検証されてきたエクスポージャーベースのCBTである［Markowitz et al., 2015］。さらに言えば、IPTはうつ病を併存したPTSD患者において利点を有する。IPTは対人関係上の原則に基づいている。麻痺した患者が感情に気づけるようになること、そして再び発見したさまざまな感情を対人関係への対処に役立てられるようにし、誰を信頼すべきかを判断し、信頼してはならない相手から自分を守り、信頼できる社会的サポートを活用する社会的ス

キルを構築していくのだ。

　悲劇に襲われたとき、私たちがどのようにして生き延びるかは、遺伝的形質、以前のトラウマ、トラウマ体験への曝露の度合いのみによるわけではない。それはまた対人関係上のさまざまな要因、例えば社会的スキルや社会的サポートにもよるのである。私たちが社会的にどんな存在であるかが、悲劇やトラウマにどう反応するかに関わってくるのである。私たちの研究結果は、この対人関係的アプローチへの関心を駆り立てた――治療者、患者の双方においてである。本書はこの関心の高まりに応えるものだ。

　本書はもともと、私たちの研究における治療者向けマニュアルとして書き起こされたものだが、研究マニュアルとしての要素と技術的な部分を維持しつつも、より平易にまとめるよう努力した。たいていの精神療法研究のマニュアルは、治療技術や特殊な専門用語にすでに熟達している治療者を想定している。しかし、より一般に普及する書物の場合は、普通はそういった想定はしないものだ。成否はともかく、筆者はそのバランスに腐心し、専門用語を避けつつも、研究の現場の熱気を保とうとした。筆者としては本書が治療研究に関わっている研究者（私たちの研究には追試がまだ必要なのだ！）と、正式な研究をしようとは思っていない一般の医療関係者にも共に広く読まれるよう願っている。

　後者、一般の読者にとって、本書は時には精神療法研究の最先端を示すことになるだろう。特にPTSDのためのIPTを確証した研究の基礎を示す第1章と、研究治療者向けの事後・事前注意事項をまとめた第12章に当てはまることだ。データの集積と研究の限界に関心がない読者は、この2つの章を飛ばしてもらって構わないが、ぜひ把握しておいてもらいたいデータではある。

訳注：邦訳では、効率的な普及を目的とした臨床マニュアルとしての側面を特に生かすため、著者の許可を得て第1章はほぼ割愛し、エビデンスのサマリーのみを示した。研究志向の読者には、ぜひ原著に当たられたい。下記のQRコードから、創元社ウェブサイトより入手可能である。

PTSDのための
対人関係療法

*

Interpersonal Psychotherapy for
Posttraumatic Stress Disorder

第1章

エビデンスに関するまとめ

（詳しくは原著第1章［p.viiiのQRコードより取得可］を参照のこと。本稿は原著第1章のまとめとして書かれているものである）

　心的外傷後ストレス障害（PTSD）に対して最もよく研究されている治療法は、認知行動療法（CBT）のエクスポージャーベース版、つまり持続エクスポージャー療法であり、認知処理療法（CPT）であり、眼球運動による脱感作および再処理法（EMDR）などである。これはCBTが主流を占める不安障害研究の全体像を反映している［Markowitz et al., 2014］。CBTの考え方はDSMのPTSDなどの診断基準にも影響している。対人関係療法（IPT）は、この不安障害分野への新規参入者であるが、慢性PTSD治療に十分耐えうるアプローチを新たな選択肢として提供するものである。

　CBTとは多種多様な治療だ。この用語は実際には複数の治療法にまたがっており、認知あるいは行動への介入の力点の置き方でも異なってくる。結果として、パニックを中心とした治療の専門家である治療者（例えばパニック障害のためのCBT）は、うつ病のためのCBTあるいはPTSDのための持続エクスポージャー療法にはあまり慣れてはいないかもしれない。これとは対照的に良い意味でも悪い意味でもIPTは、治療を受ける各人の個々に特有の文化や精神病理学的問題への適応という課題はあるにせよ、さまざまな障害を通じて明らかな類似性を持っている。つまり、もしうつ病（現在も主たるIPTのターゲットである）のためのIPTを知っており、PTSD患者を扱った経験もあるとすれば、IPTをPTSDに適用するのには比較的少しの調整で足りるだろう。

　私たちの研究発表の後、ある人は私を学会で「CBTの否定者」として紹介してくれた。これは私の意図するところではない。私は認知行動療法学会の

3

会員証も持っているし、創設メンバーでもある。私はフィラデルフィアのアーロン・ベックの認知療法プログラムでトレーニングを受け、自分の（セラピー）現場ではCBTで治療もするしCBTの治療者のスーパービジョンもする。また、CBTの有効性を信じており、私たちのこの研究でも、それまでの持続エクスポージャー療法の諸研究でその効果が発揮されたことを確認してきた。だから私は決してCBTへの敬意を失ってはいないのだ。ただ、私はそれが患者への精神療法として唯一無二のものだとは考えていないだけである。精神医学の歴史ではあまりに多くの対立や学説間の争いが綴られてきた。現実には、すべての治療者たちが協同して、患者たちがしっかり確立された最善の治療を受けられるようにすべきときに、である。エクスポージャーベースの治療を求めない、あるいは反応できない患者にとって、IPTのような新たな選択肢があることはよいことであるはずだ。

第2章
対象となる診断——PTSDとは何か?

「危険にある期間さらされていると起こることの中には——そう、感情を殺してしまう、というものがある。私はもう恐怖のほかには、なんの感情も二度と感じることはあるまいと思う。嫌うことも——そして、愛することもできない。」

——————グレアム・グリーン『密使』(18ページ、ペンギン社、
ニューヨーク、1980年)

PTSDとは?

　本書でIPTによる治療を目指すPTSDは、広く見られる深刻な症候群である。1年あたりのアメリカの総人口におけるPTSDの発症率は3.5%に及び[Kessler, Chiu, et al., 2005]、そして生涯あたりでは6.8%に至る[Kessler, Berglund, et al., 2005]。近年の中東での戦争からの帰還兵の間では、PTSDは大流行の域に達しており、診断基準に当てはまる者はその14%に及ぶ[Wisco et al., 2014; Hoge et al., 2014; Wisco et al., 2016]。

　PTSDの発症には、他の医学的障害同様、生物学的な脆弱性と環境的なダメージの相互作用が関わっている。異なった人々はそれぞれに、異なった環境的なトラウマや、異なったリスクを抱えている。医学的にPTSDを診断する際には、重篤なトラウマを受けており、多様な不安、解離、覚醒亢進、再体験症状と関連するものが必要とされている。これは人生をひっくり返してしまうような診断名であり、その人の機能を減じさせ、また対人関係を破壊するものである。

　数十年にわたる研究がPTSDのさまざまな側面を特定してきたが、これら

の研究は一方で、PTSDの多様性をも明らかにしてきた。人生のいつの段階で、どのくらいの期間、トラウマを受けたのかが重要なのだ。次に挙げるトラウマのうちどちらがより深刻だろうか？

幼少期に繰り返された身体的かつ性的な虐待
あるいは
45歳で遭った、瀕死に至る自動車事故

　年齢を経てから生じたトラウマの場合、その人はそれまでに、世界と対人関係への安全な感覚を形成する機会を持っており、うまくいけばすでにそれを形成し終えている。自動車事故によるトラウマは恐ろしいものであり、特に隣のシートに座っていた妻を亡くした場合はなおさらである。このような人物がPTSDの治療にやってきた場合、治療者側からすると、この患者にはトラウマとは無関係なパーソナリティや自分についての感覚を発展させてきたという財産がある。それはつまり安定した関係の積み重ねであり、潜在的な社会的サポートである（たとえPTSDに苦しむその患者がサポートを可能とする関係性からひきこもっているにせよ）。そしてトラウマの期間は比較的短期間だ（その長い余波があるにせよ）。

　これに対して、虐待ばかりを受けて成長してきた人は、多様な困難と直面することになる。対人関係のスタイルがその開始期からトラウマに影響されてしまっている。対人関係が混乱していて、かつ人生の当初からトラウマをこうむっていることからくる、安定した関係性の感覚の弱さもある。またより少ない社会的サポートしか期待もできない。そして繰り返し痛めつけてくるトラウマの経験はより長期間に及ぶ。自分のパーソナリティが形成される機会をつかむ以前に、つまり安定した感覚を獲得する以前に端を発するトラウマは、幼少期および思春期の成長に影響し、後期でこうむる単独のトラウマよりも深刻にならざるを得ない。これは長年の一定の医学上のコンセンサスの一部でもあり、幾人かの著者はこれによってPTSDを「単純性」のものと「複雑性」のものとに区別している。

　さて、以下のどちらの方がより耐え難いだろうか？

破壊的なハリケーン、地震、津波

あるいは
レイプでは？

　自然災害のような非人格的トラウマもDSM-5の診断基準では、PTSDの原因となるトラウマとなり得る。しかし一般に対人関係上のトラウマの方がむしろ深刻である。誰かが自分を——悪意、残酷さ、下劣な無関心が絡んで——傷つけたという思いは経験の深刻さを悪化させる [Norris et al., 2002]。Janoff-Bulman [1992] はこれを「人間に起因する被害者化」と呼称している。

　とはいえ、これらすべての種類のトラウマはみなPTSDを起こし得る。さらに言えば、これらすべてのトラウマ体験を持つ患者は治療可能なようである。複雑化し、長期化したトラウマの方がより深刻に思えるという感覚にもかかわらず、トラウマの種類によって治療結果が影響を受けると結論するのは困難であり続けてきた。今なお、医学的視点からは、どのような種類のトラウマを患者それぞれが抱えているのか、そのトラウマが患者にとって何を意味するのか、そのトラウマの帰結が何であるのかは重要だ。特定の感覚的または心理学的引き金が症状を引き起こす可能性もあるからだ。

　診断を分類するためには他にもさまざまな手法がある。戦争に関わるPTSDの事例は治療が困難なようにも見える（しかし繰り返すが、治療不可能ではない）。おそらくはトラウマ体験の深刻さ、および前線からの帰還の後、平時の市民社会に再適応しその一員となることに直面することが、帰還兵にとって困難であるからだ。DSM-5ではPTSDのサブタイプの中に以下のものを明確化している。学齢期以前（6歳未満の子どもたち）、解離するサブタイプ（疎外を感じ、離人感を伴う）、そして遅延顕症型である（表2.1）。

　PTSDの診断について　治療者は一般的にはDSM-5の基準に基づいてPTSDの診断を下す。ここでまず第一に重要な問題は、患者が診断を満たすに足るトラウマ体験をしているかどうかである（DSM-5基準A）。過去にもこれは問題になってきた。診断を下すのに求められるトラウマの深刻さの分岐点はDSMの各版ごとに揺れ動いてきたし、また異なる治療者間にあっても同様であった。当初の診断基準、つまり1980年にDSM-IIIに定められた診断基準では、トラウマと呼ぶのに必要な体験は、非常に心を動揺させ、生命に危険を覚える危機、ひいては「ほぼすべての人において著しい苦悩の症状

を引き起こすであろう、はっきり認識可能なストレッサー」だった［American Psychiatric Association, 1980, p.238］。これはベトナム戦争による甚大なトラウマに苦しんだ米国帰還兵の問題が認知されたことに伴う、PTSDと戦場でのトラウマ、「シェル・ショック」、「戦争神経症」との歴史的な関連付けに続くものであった。この版に続くDSMの諸改訂ではトラウマの定義をより広く捉えるようになってきている。しかし、これも問題を引き起こした。

　第一にトラウマ体験の深刻さの度合いを、客観的尺度よりむしろ患者の主観的視点によって定義することは、トラウマ体験という定義自体を無意味にしかねないものだった。つまり、心揺るがされる出来事というものの定義は、人によって異なるからである。各々の人生において、ほぼすべての人々が（しっかりと定義された）DSM-5の基準Aのトラウマ体験をしていることになるのだが、にもかかわらずPTSDを発症する人は比較的少数の割合なのだ［Kessler et al., 1995; Breslau et al., 1998］。とはいえ、トラウマとは個々人が「トラウマ的」と感じるものとして広義に定義されるものということになると、トラウマはあまりにもどこにでも存在しており、情報としての意味がなくなってしまう。

　「単なる」ひどい体験で、DSM-5の「トラウマ」に当てはまらないものとはいったいどのようなものだろうか？　例えば、近しい家族の一員の死は痛ましく悲しいものだが、しかしある種の場合では予期可能でもある。眠りながら亡くなっていく97歳の祖母、14歳で死ぬ愛犬といったように。だからこそ、DSM-5では、愛する人物の死とトラウマとなるような誰かの死などの区別を試みている。（表2.1　基準A.(3)；A.(4)注記を参照）

表2.1　DSM-5におけるPTSDの診断基準

A.　実際にまたは危うく死ぬ，重症を負う，性的暴力を受ける出来事への，以下のいずれか1つ（またはそれ以上）の形による曝露： 　　(1) 心的外傷的出来事を直接体験する． 　　(2) 他人に起こった出来事を直に目撃する． 　　(3) 近親者または親しい友人に起こった心的外傷的出来事を耳にする．家族または友人が実際に死んだ出来事または危うく死にそうになった出来事の場合，それは暴力的なものまたは偶発的なものでなくてはならない．

（4）心的外傷的出来事の強い不快感をいだく細部に，繰り返しまたは極端に曝露される体験をする（例：遺体を収集する緊急対応要員，児童虐待の詳細に繰り返し曝露される警官）.

注：基準A4は，仕事に関連するものでない限り，電子媒体，テレビ，映像，または写真による曝露には適用されない.

B. 心的外傷的出来事の後に始まる，その心的外傷的出来事に関連した，以下のいずれかの1つ（またはそれ以上）の侵入症状の存在：

（1）心的外傷的出来事の反復的，不随意的，および侵入的で苦痛な記憶

注：6歳を超える子どもの場合，心的外傷的出来事の主題または側面が表現された遊びを繰り返すことがある.

（2）夢の内容と感情またはそのいずれかが心的外傷的出来事に関連している，反復的で苦痛な夢

注：子どもの場合，内容のはっきりしない恐ろしい夢のことがある.

（3）心的外傷的出来事が再び起こっているように感じる，またはそのように行動する解離症状（例：フラッシュバック）（このような反応は1つの連続体として生じ，非常に極端な場合は現実の状況への認識を完全に喪失するという形で現れる）.

（4）心的外傷的出来事の側面を象徴するまたはそれに類似する，内的または外的なきっかけに曝露された際の強烈なまたは遷延する心理的苦痛

（5）心的外傷的出来事の側面を象徴するまたはそれに類似する，内的または外的なきっかけに対する顕著な生理学的反応

C. 心的外傷的出来事に関連する刺激の持続的回避. 心的外傷的出来事の後に始まり，以下のいずれか1つまたは両方で示される.

（1）心的外傷的出来事についての，または密接に関連する苦痛な記憶，思考，または感情の回避，または回避しようとする努力

（2）心的外傷的出来事についての，または密接に関連する苦痛な記憶，思考，または感情を呼び起こすことに結びつくもの（人，場所，会話，行動，物，状況）の回避，または回避しようとする努力

D. 心的外傷的出来事に関連した認知と気分の陰性の変化. 心的外傷的出来事の後に発現または悪化し，以下のいずれか2つ（またはそれ以上）で示される.

（1）心的外傷的出来事の重要な側面の想起不能（通常は解離性健忘によるものであり，頭部外傷やアルコール，または薬物など他の要因によるものではない）

(2) 自分自身や他者，世界に対する持続的で過剰に否定的な信念や予想（例：「私が悪い」，「誰も信用できない」，「世界は徹底的に危険だ」，「私の全神経系は永久に破壊された」）

(3) 自分自身や他者への非難につながる，心的外傷的出来事の原因や結果についての持続的でゆがんだ認識

(4) 持続的な陰性の感情状態（例：恐怖，戦慄，怒り，罪悪感，または恥）

(5) 重要な活動への関心または参加の著しい減退

(6) 他者から孤立している，または疎遠になっている感覚

(7) 陽性の情動を体験することが持続的にできないこと（例：幸福や満足，愛情を感じることができないこと）

E. 心的外傷的出来事と関連した，覚醒度と反応性の著しい変化．心的外傷的出来事の後に発現または悪化し，以下のいずれか2つ（またはそれ以上）で示される．

(1) 人や物に対する言語的または身体的な攻撃性で通常示される，（ほとんど挑発なしでの）いらだたしさと激しい怒り

(2) 無謀なまたは自己破壊的な行動

(3) 過度の警戒心

(4) 過剰な驚愕反応

(5) 集中困難

(6) 睡眠障害（例：入眠や睡眠維持の困難，または浅い眠り）

F. 障害（基準B，C，DおよびE）の持続が1カ月以上

G. その障害は，臨床的に意味のある苦痛，または社会的，職業的，または他の重要な領域における機能の障害を引き起こしている．

H. その障害は，物質（例：医薬品またはアルコール）または他の医学的疾患の生理学的作用によるものではない．

▶いずれかを特定せよ

解離症状を伴う：症状が心的外傷後ストレス障害の基準を満たし，加えてストレス因への反応として，次のいずれかの症状を持続的または反復的に体験する．

1. **離人感**：自分の精神機能や身体から遊離し，あたかも外部の傍観者であるかのように感じる持続的または反復的な体験（例：夢の中にいるような感じ，自己または身体の非現実感や，時間が進むのが遅い感覚）

2. **現実感消失**：周囲の非現実感の持続的または反復的な体験（例：まわりの世界が非現実的で，夢のようで，ぼんやりし，またはゆがんでいるように体験される）

> 注：この下位分類を用いるには，解離症状が物質（例：アルコール中毒中の意識喪失，行動）または他の医学的疾患（例：複雑部分発作）の生理学的作用によるものであってはならない.

▶該当すれば特定せよ

遅延顕症型：その出来事から少なくとも６カ月間（いくつかの症状の発症や発現が即時であったとしても）診断基準を完全には満たしていない場合

『DSM-5 精神疾患の診断・統計マニュアル』p.269-270（日本精神神経学会 日本語版用語監修、高橋三郎・大野裕 監訳、医学書院、2014）より転載

　第二に、ある種の人たちは、不安症状、回避、反復する悪夢、ネガティブな認知、生理学的覚醒症状（例えばパニック発作）などを抱えて診察に訪れる。したがって、DSM-5の基準B〜Dに適合していることになる。しかしこれらの患者がもし基準に当てはまる諸症状を呈しつつも、はっきりしたトラウマを呈さない場合には、この患者はPTSDとは異なる診断を受けて治療を受けねばならない。

　PTSDの確定診断には、患者が適応障害や急性ストレス障害（期間は３日から１か月）、あるいはその他のトラウマ関連ないしストレッサー関連の障害に該当するかどうかを決定することが必要になる。加えて、PTSDの診断をするには精神医学的および医学的併存症との関連を考慮しなければならない。大うつ病性障害は、特に懸念されるものである。というのは、PTSDと診断された患者のほぼ半数が、大うつ病性障害を併存しているからである［Shalev et al., 1998］。その他の不安障害、物質使用障害、パーソナリティ障害、身体的外傷［つまり外傷性脳損傷（TBI）；Stein et al., 2015］もまたPTSDの診断を確定する上で重要な診断である。

　2008年に開始された私たちの研究では、当時用いられていたDSM-IV［1994］の診断基準を使った。それらは2013年に刊行されたDSM-5（表2.1参照）においていくらか変更されたが、DSM-IVとDSM-5の診断基準はほぼ対比し得るものである［Hoge et al., 2014］。臨床研究はただ単にDSMの基準に依拠するものではなく、典型的には、PTSDの重症度をさまざまな評価手法を用いて調べるものでもある。私は研究環境にない治療者に対してもこの手続きを強く推奨する。PTSDの重症度を治療の開始にあたって調べることは診断の明晰化を助けるものである。さらに言えば、自分自身と病気の症状の区別がついてい

ない患者たちにとっての最初の心理教育を与えることになる。だからこそ、臨床的評価基準の使用は、患者たちが、PTSDの諸症状を症状として認識して、自分自身とは切り離し、自分の人格が変わってしまったわけではないということを理解する力となる。

　また、評価は診断名の確定で終わってはならない。治療結果研究の特徴の1つである、連続した評価も行うべきである。そこには、一定間隔で評価尺度を繰り返すことも含まれる。IPTのような14週間での治療においては、治療者は治療開始時のみならず、治療第4週、第8週、第12週、そして第14週終了後にも評価を行ってもよいだろう。少なくとも第7週と第14週には行った方がよい。評価尺度を用いた評価を反復することによって、PTSDの諸症状についての患者たちの理解を深めることができる。さらに、評価を繰り返していくことによって、治療者と患者が、治療における進歩（とその欠如）に集中し続けることができる。患者は自分の病状がどれほど改善しているか認識することができない場合もあるだろう。しっかりしたPTSDの評価尺度のスコアは、患者たちが自分の改善に気づく手助けとなり、さらなる前進の励みとなるだろう。

　スクリーニングを目的として、あるいは患者の自己報告の手法としても、治療者にはPCL-5［PTSDチェックリスト；Weathers et al., 2013］のような尺度の使用が必要になるだろう。これは20項目で構成される尺度で、それぞれの項目は0〜4で測られる。このチェックはほんの数分で完了可能である。臨床的なカットオフスコアは38であるようだ。治療者はこの評価尺度を何のコストもかけることなく、National Center for PTSDのウェブサイト、www.ptsd.va.govから入手可能である。

　最もよく確立された、PTSDの客観的評価尺度はおそらくCAPS（PTSD臨床診断面接尺度）［Blake et al., 1995; Weathers et al., 2001; Weathers et al., 2013a］である。2013年に公開された30項目からなるCAPS-5では、評価者はDSM-5の20のPTSD診断基準（表2.1、基準B〜E）を質問し、それらの頻度と強度を0（皆無）から4（非常に激しい、何もできなくなるほど）に区分して評価する［Weathers et al., 2013a］。この実施にはおよそ1時間を要するのだが、それだけの価値があるだろう。このCAPS-5ではトラウマのタイプと症状の本質の詳細を追求していくのだ。患者をDSM-5の基準によって評価するように、これは、診断を、患者がそれまでいつも受けてきたものとは異なった何かとして具体化するこ

とを助けてくれる。またどの障害の場合でも、人間としての患者からはっきり区別された何かとして具体化することを助けてくれるのだ。

PCL-5とCAPSはどちらも、最近の症状との間隔によって異なったバージョンがある（例えば、先週と先月を比べて、あるいは最悪だった月に比べて）。数多くのPTSDの評価尺度が存在している。治療者がどの尺度を選ぶのかよりもむしろ重要なのは、まず何らかの尺度を用いることだ。というのはPTSD患者は麻痺、感情的解離、失感情に苦しんでおり、また（治療者を含む）他人への不信感を抱えているからであり、一部の患者には、初期に諸症状を過少申告し、それから治療の過程で「目覚め」て、自分の苦しみ（望ましくは、より改善したもの）についてよりしっかりした認識に至る可能性があるのである。

期間を限定した治療過程で、継続して患者を評価していくことは、常にIPTの特徴である。それは、IPTが、こういった評価が基本的に要求される研究環境から生まれたからだ [Markowitz & Weissman, 2012]。初期における評価ではもちろんPTSD評価尺度以外のものも含まねばならない。つまり現在までの病歴、家族も含めた精神科的既往歴、その他の医学的既往歴やここまでの生活史の中での精神状態の調査である [American Psychiatric Association, 2015]。

治療計画　いったん診断を下したら、治療者はそれを患者に説明しなければならない。**患者に診断名を与えること、そしてそれが治療可能な状態であると説明すること、さらにその診断が患者の責任ではないと説明すること**は、IPT治療者の標準的手続きである。これはどのような治療計画にも当てはまる。これで患者が、自分を苦しめているものは何かということ、そしてそれが治療可能であることを知る役に立つ。さらに言えば、多くの患者はその症候群の一部として、罪悪感や自責感を抱えている。これは大うつ病性障害でもPTSDの治療の場合でも真実である。例えば、虐待された子どもは、親やその他の虐待者から頻繁に、「すべてはお前が悪い」と聞かされてきており、事実に反してこの非難を真実であると信じ込んでしまっている。戦場の兵士も、しばしば、それが自分の行動と無関係であっても、目撃した同僚の死に自責の念を感じてしまっている（サバイバーズ・ギルト）[Aakvaag et al., 2014]。そのため、多くの場合、障害について患者に説明し、患者をこの罪悪感から解放することで治療のよいスタートが切れるのだ。

次の問題は、とても重要な、鑑別治療学の問題である。どの治療法がその

患者に対して最も有効性が見込まれるだろうか？　PTSDのためのいくつかの期間限定の精神療法といくつかの薬物療法はしっかり科学的に検証されている。治療全体を、薬物療法と精神療法の組み合わせにしたらどうだろうか［Schneier et al., 2012］？　私は、まず治療者は理論優先であるべきではないと思う。多くの、というよりほとんどの治療者には、お気に入りの治療法がある。つまり、最も頻繁に行い、自分でもやりやすいと感じる治療法である。しかし、治療とは、インフォームド・コンセントを経て行われるべきものであり、インフォームド・コンセントには、実証的に証明された、受けることが可能な選択肢についてのバランスのよい話し合いが含まれるべきである。それぞれの長所と短所、また実証的な根拠が示されるべきである。多数の治療の選択肢が存在すると知ること、もしある治療法が有効でなかった場合でも、他の治療法に望みがあると知ることは患者にとって助けになる。患者側の治療法についての好みの問題も重要になることが多く［Markowitz et al., 2015a］、患者に対して、その意向を価値あるものとして重視していると示すことにより、治療関係もより強化されるだろうし［Cloitre et al., 2002, 2004］、ポジティブな雰囲気で治療を始められるだろう。これは周囲の環境やその中にいる人々への不信感を抱くPTSD患者の治療をするに当たっては、特別な価値を有することになり得る。各々の異なる治療法は、例えば、うつ病の併発など（第1章参照）、特別な事情を抱えた患者たちにおいて特別な利点を持ち得るのだ。

　オープンエンドではなく期間限定の精神療法を提供することにはいくつかの利点がある。第一に、実証的なエビデンスがある（ある部分ではその簡便さが研究資金を獲得可能にしている）のは、期間限定の精神療法である。だからこそ、治療者側はこの治療アプローチを支持するエビデンスが存在することを患者にはっきり伝えることが可能である。第二に、もしこの治療法が患者の助けにならなかった場合でも、合理的で簡潔な治療構造となっており、はっきりとした終結があるため、その後で患者は新たな治療法に移行できるのだ［Markowitz & Milrod, 2015］。善意のもとでの治療であれ、治療の終結を定義しないことには、何年も救われない時間をかけてしまうリスクがある。

　第三に、そしてこれが最も重要なのだが、多くのPTSD患者は、全人生とは言わないまでも、数十年もの間その症状に苦しんできている。このような患者たちは治療にたどり着くまで何年もかけていることが多い。ある研究によると、中央値としてのこの遅れは12年になる［Wang et al., 2005］。患者たちが

治療に訪れた時点で、もし治療者が彼らに（成功を保証するものではないにせよ）効果が実証された治療を提供することにより数週間のうちにその症状を緩和できる場合、慢性症状への期間限定の治療法という一見矛盾する対応は治療に有益な衝撃になり得るのだ。患者たちは「つまり私はこんなひどい暮らしを続けなくてもいいということでしょうか？」と考えたり発言したりするかもしれない。患者たちは、自分の状態が改善する時点までは懐疑的なままであるかもしれないが、何年も続いてきた状況が急速に治療され得るという考え方は、治療にたいへん有益である［Markowitz, 1998］。

　本書の読者である治療者はたいていは精神療法を実践することになるだろう（願わくば複数の精神療法を）。そして多数の気分障害や不安障害患者のように、読者のみなさんも治療法としては薬物療法よりむしろ精神療法を好むかもしれない［McHugh et al., 2013］。しかし、薬物療法という選択肢は決して無視されるべきではない。薬物療法はPTSDの寛解にはまれにしか至らないものの、大いに助けにはなり得る［Marshall et al., 2001］。

　Shneierらがその小規模な研究で、セロトニン再取り込み阻害薬（SRI）であるパロキセチン（パキシル）で持続エクスポージャー療法の効果を増強できることを示した。パロキセチンを併用した治療の方が持続エクスポージャー療法単独の場合よりもよい結果が得られたのだ［Schneier et al., 2012］。私としてはセルトラリン（ジェイゾロフト）の方が服用しやすいと思うことが多い。また、セルトラリンがパロキセチン同様にPTSDの諸症状を緩和するという結果を裏付ける研究もある。何であれ患者の状況を改善するものは結果的には最終的な回復に資するのだ。

第3章
IPT入門

人間とは社会的な動物である。

――――――スピノザ

背景

いくつかのマニュアルでは大うつ病性障害 [Klerman et al., 1984] や、他の精神科的障害 [Weissman et al., 2000; Weissman et al., 2007] の治療法としてIPTを説明している。紙幅の都合上、本書ではこれらのマニュアルを、PTSDに焦点を当てて詳述することはできない。その代わり、本章では精神科的障害に対するIPTの、期間限定の、診断に基づいて行う治療法としての基本原則を概観する。そのため、複雑な治療法をあえて簡単にまとめざるを得ない。IPTは最も複雑な精神療法ではないものの、単純な精神療法というものはそもそもあり得ないのである（さらなる詳細について知りたい読者には標準的なIPTのマニュアルが存在する [Klerman et al., 1984; Weissman et al., 2000; Weissman et al., 2007]）。本書第4章ではIPTの慢性PTSD治療への適用を解説し、本章で挙げるIPTの基本原則と結びつける。

1970年代に Myrna Weissman、故 Gerald L. Klerman とその同僚たちによってイエール大学およびハーバード大学で開発されたIPTは、当初大うつ病性障害の治療法として研究された [Klerman et al., 1984; Markowitz & Weissman, 2012]。IPTは比較対照群よりも抑うつ症状を早く和らげ、その効果は薬物療法に匹敵する。フォローアップ研究においては対人関係機能が改善されており、それは薬物療法では見られなかったことである [Weissman et al., 1976]。IPTと薬物療法の併用療法は、大うつ病性障害の治療において、それぞれ単独の場合よりもより有効であることが証明された [DiMascio et al., 1979]。以来、一連のRCTで有

効性が繰り返し明らかにされてきた。前述の障害のみならず、多様な患者群における単極性うつ病、摂食障害［Weissman et al., 2000］、また双極性障害における付加治療においてもである［Frank et al., 2005］。また、より低い程度ではあるが、いくつかの不安障害でも［Markowitz et al., 2014］、その他の障害においても有効であった。その後研究者たちは、IPTを多様な異なる障害、異文化圏での患者群、さまざまな治療フォーマットで適用してきた。一般的にはこれらの適用においては、もともとのベーシックなIPTを研究状況に合わせて修正したマニュアルが詳述されている。本書はNIMHの資金支援による臨床研究で、私たちが用いた治療マニュアルに基づいて展開していく［Markowitz et al., 2015］。

IPT は Harry Stack Sullivan［1953］、John Bowlby［1969］、その他［Klerman et al., 1984; Markowitz et al., 2009; Lipsitz & Markowitz, 2013］が生み出してきた愛着と対人関係機能のさまざまな理論に基づくものである。IPTのアプローチは社会的動物としての人間存在を強調し、患者のさまざまな感情を各々の対人関係の文脈と結びつける。IPTは対人関係理論を、実践的かつ実用的、また臨床的な情報のある介入とバランスをとったものである。Gerald L. Klerman、Myrma M. Weissman とその同僚が1970年代に、対人関係上のやりとり、そしてライフ・イベントと気分障害の関連についての実証的なデータに基づいて、この治療法を構築していったのだ［Markowitz & Weissman, 2012］。

基本的原則

Klerman と Weissman はうつ状態にある個々人は、他の人に比べて、社会的なやりとりから遠ざかりあまり話さなくなり、活動も少なくなってしまい、よりうまく機能しなくなることを認識していた［Klerman et al., 1984］。彼らは受け身がちになり、否定的になり、どうにも救いが見出せなくなり、希望を失う。また、Klerman と Weissman は対人関係上の出来事がしばしば抑うつエピソードの引き金になることを見出した。このさまざまな理論とデータに基づき、Klerman と Weissman、そして彼らの同僚は、期間限定の、診断名（この場合は大うつ病性障害）をターゲットとした治療法を開発したのだ。その中心となる原則は以下の通りである。

1. うつ病とは医学的な病気である。

2. ライフ・イベントは気分に影響を与える。その逆もまた真である。

うつ病とは医学的な病気である。 うつを医学的な病気として定義することは、1970年代においては革新的な考え方であった。現在ではもう主流となってきていると期待したい。Talcott Parsons［1951］らは、医学的な患者における社会的役割についてすでに詳述していた。つまり、疾病とは社会的に受け入れられるべき役割であり、ある種の特権を伴い（病気のときには、できない仕事を免除される）、また責任を有する（よき患者として回復に努める）のである。多様な研究の示すところでは、うつ病は他の医学的診断同様に、あるいはそれ以上に著しいダメージをもたらすものだった［Stewart et al., 1989］。だからこそKlermanとWeissmanはうつ病を、**著しいダメージを及ぼすが、治療可能な問題で、各患者が自ら責任を負うものではない**、医学の対象としたのである［Klerman et al., 1984］。

うつが病である場合、当然、患者はその状態について自己責任を問われることがあってはならない——実際は、患者自身が最も自らを責めるのであるが——責められるべきはうつ病そのものなのである（まさに感染症や喘息同様に、である）。そして、回復に専念することになるのだ。現在では大うつ病は1つの病として広く受け入れられているものの、1970年代の時点では個人の失敗や弱さともみなされてしまっていた。そのように患者を責め責任を負わせるのではなく、気分障害——罪悪感もその症状の1つとみなし——そのものを責任対象とする考え方への方向転換こそは、自責や自分に対して過剰な批判を抱いてしまっている患者への対処を非常に助けてくれる方策である。一般的にIPTの治療者たちは、病の責任を、抑うつ症状そのものや患者を圧迫し対処を迫っている外部環境に転じる立場をとって、患者を支えようと試みる。

ライフ・イベントは気分に影響を与える。逆もまた真である。 ストレス素因モデルに従うIPTの基本的スタンスにおいては、気分障害は何もないところにではなく、むしろ対人関係の文脈内で発生するものと認識する。心を揺るがす出来事がそのような気分の引き金となり、その悪化した気分がさらに悪い出来事の引き金になりがちなのだ。すなわちつらいライフ・イベントが、うつへの脆弱性を持つ人の抑うつエピソードの引き金となり得るのだ。いったん人が抑うつ症状に悩まされると、人生はうまくいかなくなりがちである。

よく眠れなくなり、起きても疲れたままで、頭の中が混乱している。電車にも乗り遅れる。遅刻もする。同僚との関係にも悪影響が出てくる。これらのネガティブな出来事はすでに存在する抑うつ感情をさらに複雑にし、どうしようもなく無力な感覚、絶望的な感覚や、徒労感を強めることになる。その結果、その患者の機能はさらに低下し、負のスパイラルに落ち込んでいくことになる（図3.1参照）。

IPTは、このパターンの理解をうつ病の治療に用いる。それは「マクロ」と「ミクロ」の両方のレベルで行われる。大きな構造は、患者が抑うつ症状の発症と悪化を、ライフ・イベントと関連付ける助けとなる。この関連は、どちらの方向にも適用できる。つまり、周りの出来事が抑うつエピソードを引き起こしているかもしれないし、または抑うつエピソードがネガティブな出来事の引き金になっているのかもしれない。これらが相互に関連しているという事実が、どちらが先行するかという方向性よりも重要なのだ。治療者は患者に、出来事が気分に影響すること、その逆もまた真であることを理解してもらえるようにしていく。

IPTの治療では、治療焦点として用いる対人関係の4つの問題領域が存在する。これらすべてがうつ病についての、実証的な心理社会的エビデンスに基づいており、それぞれが人生における危機を示している。重要な他者の死（**悲哀、複雑化した死別**）、重要な他者との関係における困難（**役割をめぐる不和**）、また生活上の大きな変化、例えば、仕事の開始や終結、人との関係の開始や終結、重要な疾病の診断を受けること、などである（**役割の変化**）。さらに、これらのようなライフ・イベントが見られない場合、残遺カテゴリ

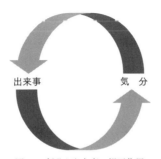

図3.1　気分と出来事の相互作用

ーとして「対人関係の欠如」という（不幸にも）誤解を招きかねない呼称が作られた。これはむしろライフ・イベントそのものの欠如と理解されるべきであり、多くの場合において慢性的な社会的孤立による消耗の結果なのだ[Weissman et al., 2007]。

　初期のセッション（一般的には全12~16セッションの毎週の治療のうちの最初の1~3回。可能であれば3回以内が望ましい）で注意深く生活歴・病歴を確認した後で、治療者は患者に対して治療者側のフォーミュレーションを提示してよいかどうかを尋ねる[Markowitz & Swartz, 2007]。

　「あなたは役に立つ情報をたくさん提供してくださいました。私があなたの状況を理解できているかどうか確認させていただいてもよいでしょうか？」

　そして治療者は、患者の現病歴をまとめ、患者が大うつ病性エピソードで苦しんでいることをはっきりさせて、このエピソードをライフ・イベントに結びつけていく。

　「今まで話し合ってきたように、あなたには大うつ病のすべての症状があります。そしてハミルトン抑うつ評価尺度では25点に達しており、これはあなたのうつがかなり重症であることを示しています。望みがないように思えるかもしれませんが、それもうつ病の症状の一部なのです。うつ病は治療可能ですし、よくなる可能性はとても高いです。お話によると、あなたの症状は、娘さんがお亡くなりになった後から始まったようですね。そういった、圧倒的に心を揺るがされる状況を私たちは『複雑化した死別』と呼んでいます。きっとご自分の人生が止まってしまったかのようにも思えるでしょう。残りの9週間の治療を使って、このむごい喪失があなたにとってどのような意味をもたらしているのか、それによって引き起こされる苦しい気持ちにどう対処したらよいのか、そしてどうすればあなたが人生を先に進めていけるのかを考えていきたいと思います。納得していただける話し方になっていたでしょうか？」

　通常は、患者にとってはとても納得のいくものであり、患者がこのようなフォーミュレーションに同意して以降は、このフォーミュレーションが治療

上の焦点となる。つまり、広い意味で、構造的なレベルでの気分（障害）と
ライフ・イベントとの関連付けがIPTでの治療上の焦点になる。フォーミュ
レーションとは、混乱し圧倒されてしまっている患者に対して、助けになる
形で病歴をまとめ、治療焦点を明確にするものである［Markowitz & Swartz, 2007;
Weissman et al., 2007］。

　患者の話を聞いていると、複数のフォーミュレーションに該当する場合も
あるかもしれないが、治療者は焦点としてはあくまで単一の問題領域のみを
選択する必要がある（ごくまれに、2つの問題領域を選ぶこともある）。フォー
ミュレーションによる「まとめ」効果は、患者の複雑極まる物語を対処可
能なパッケージに単純化することにもあるのだ。つまり、「ひどいことが起こ
り、あなたはトラウマを受けました。PTSDが自分の対人関係にどういう影
響を与えているかを見てみましょう」というように。一般に、感情に最も顕
著な影響を与えているものを治療焦点として選ぶことになる。

　「ミクロ」な水準においては、治療者は各々の治療セッションでさまざまな
気分とさまざまな出来事を関連付けていく。第2回目からのセッションは、
毎回次のような問いで始める。

　「前回お会いしてからいかがでしたか？」

　この問いには2種類の答えが返される。気分に関して答える人もいれば
（「ずっと調子が悪かったです」「気が滅入り続けています」など）、出来事に
関して答える人もいる（「私の誕生日がありました」「クビになりました」「ま
た妻と口論をしました」など）。患者が気分に関して答えてきた場合は、治療
者は例えばこう答える。

　「それは残念です。何か気分が暗くなるようなことが起きましたか？」

　もし患者が出来事に関して答えてきたら、次の問いをする。

　「それをどう感じましたか？」

　このようにして、この2つの質問をした後、IPT治療者は直近の、感情に

大きな影響を及ぼしたライフ・イベントにピンポイントで焦点を当て、それが治療の理想的な焦点となる。治療初期に多く見られるように、気分と出来事の双方がネガティブである場合は、治療者はまず共感し、いつ何がうまくいかなかったのかを理解できるよう、出来事の再構築を図る。

　「あなたは何とおっしゃったのですか……彼の方はなんと？……それでどんな気持ちになりましたか？……そして何とおっしゃったのですか？」

　このような流れは、患者の気分の揺れ、患者が自分で感じたことと自分で言っていることのずれ、他者とのやりとりにおける患者の対人関係スタイルを判断する役に立つ。こうして再構築することによって、治療者は非適応的な対人関係パターンを患者自身が認識できるよう助けていく。また多くの場合、その責を患者に負わせず、抑うつ症状や、相手側の責任にしていく（「ご自分がすごく落ち込んでいらっしゃる中で、相手にはっきり言うのは大変ですね」）。この段階から治療者と患者はその状況を乗り越えるための新たな選択肢を探していく。それに続けてその状況でのロールプレイを行い、患者が自分の意見を言ったり、相手に向き合ったりするなど、非うつ的対人関係 [Weissman et al., 2007] を、心地よく馴染みやすく感じられるようにしていく。

　これこそがIPTの核心である。このアプローチに特有の原則のいくつかは下記の通りである。

- 気分障害は対人関係上の文脈を有しており、対人関係の環境を改善することを通じて治療することができる。
- 対人関係上の危機を解決することは、自分の生活環境のみならず自分の気分を改善することにつながる。
- 圧倒的な危機の中、状況に流されるだけで、無力で、絶望的であるように感じているときでも、人は自分の人生をコントロールし状況を改善していくことができる。
- **IPTでは社会的スキルを育てる**。それは明白であるはずだ。なぜなら、治療は対人関係状況における感情の認識、それらの感情の妥当性の確認、そして患者が自分の気持ちを、多くの場合言語化することによって、対人状況を改善することにほとんどすべての焦点を当てるからで

ある。

　これらの原則は複数のRCTから編み出されてきたものであるが、複数の
RCTは効果判定のための臨床研究における黄金律（ゴールド・スタンダー
ド）である。
　IPTの他の重要な面には以下のものがある。

- **社会的サポートを活用すること。**自分が一人きりではなく、当てにし
て向き合うことができる他者がいるという感覚は、大うつ病やPTSD
［Markowitz et al., 2009］を含む、広範な精神病理を予防かつ緩和する点で、
多大な違いをもたらす。自分の懸念や恐れを誰かに語ることができ、
それが適切な感情だと言ってもらいサポートしてもらえるということ
は、無理に秘密にとどめておくよりもずっと、大きな安らぎをもた
らす。したがって、IPTの目標は、患者が社会的サポートを見つけ、
強化し、活用できるようにすることである。そのためには治療者は、
IPT初期の、成育歴・病歴を聞き取るセッションで対人関係質問項目
［Weissman et al., 2007］を実施し、患者が単に他者とどう関わっているかだ
けでなく、その人たちとは誰なのかということを理解する。うつ、不
安、PTSDによる不信感によって他者と関われないようなときでも、
味方になってくれる可能性がある人はいないだろうか？　逆に、患者
が置かれた環境の中でトラブルを起こしている人は誰だろうか（おそ
らく治療の焦点となる「役割をめぐる不和」を起こしている）？　対人
関係質問項目に登場する人たちは、その後の治療に関わってくること
が多いものである。

- **期間を限定すること。**時間的なプレッシャーはとても有効である。す
べての障害にこの期間限定アプローチが適切なわけではないが、気分
障害、不安障害には有効であることがはっきりしている。何週間かで
治療が終了することや気分がきっとよくなるであろうと患者に伝える
ことには、いくつもの治療上の利点がある。絶望している患者にとっ
て、期間限定治療は「自分自身は決してよくなるはずがないと強く疑
っているときに、どうしてこの私の治療者はそんなに早く私がよくな

ると信じることができるのだろうか？」という建設的なパラドックスを与えてくれる。さらに、時間枠のプレッシャーで患者も治療者も行動することを強いられる。これは、ただ環境に流されているように感じ、無力で、絶望している患者にとっては力強い一押しになる。

- **薬物療法を実施するか否かを判断する。** IPT はその医学モデルのおかげで、薬物療法との相性がいい。糖尿病患者が行動の修正（心理教育、食事療法、運動療法、定期的血糖値検査）とインシュリン投与を並行して受けるのと全く同様に、大うつ病性障害患者も IPT と抗うつ薬投与の双方から恩恵を受けることができるのだ。ただし、すべての精神療法が、治療上このように薬物療法との相性のよさを有しているわけではない。

治療者の姿勢

　IPT 治療者の姿勢は、患者を励まし、サポートし、希望を持つことにある。これは砂糖のように患者を甘やかすことを意味するわけではない。そのような立場では患者の誤解を招き、かえって患者の苦しみを過小評価することになってしまう［Markowitz & Milrod, 2011］。むしろ、治療者は患者の苦しみを認識し、患者がその苦しい感情を回避するのではなく、それと共にありそれに耐えることを助け、そして患者が怒り、悲しみ、不安といった感情の活用法を認識できるように助けるのだ。患者は苦しみの中にいる。しかし、対人関係上得るものがあり、症状が改善する希望はあるのだ。最初のメッセージは、このようになる。「あなたは今苦しんでいる……しかし希望はある」。

　IPT の治療者は患者の役に立つコーチとして、対象となる障害を治療する専門家として、機能するよう努める。症状が患者自身の力を隠しているようなときでも、治療者は患者に、自分自身の力に目を向けるように励ます。治療者は患者に提案するのではなく、「どんなやり方が考えられるでしょうか？」と尋ね、必要であれば、「今までにどんなことを試したことがありますか？」と尋ねる。治療者は、患者の抑うつ的な自己批判に同意するのではなく、現状の責任を大うつ病性障害、あるいは対人環境のせいにする。治療中に達成されたことは患者によるものとする。実生活で新しい対人アプローチを試し

たり生活上の変化を起こしたりしたことを、治療者は「患者自身がやったこと」とし、患者によるこの積極的な作業が治療上のプラスになった、ということを明確にするのである。

やりとりの上でミスをしたり、患者の側が傷つけられたと感じた場合には、IPT治療者は謝罪する。一般的に治療者は自己開示はしないが、中立的で非感情的であろうともしない。治療者は誠実な対人関係上の行動のモデルであろうと努めるのである。

IPTの各治療期（フェイズ）

急性期の治療は3つの論理的治療期に分割されている。

初期　初期は、一般的には全12セッション中最初の第1〜3セッションを指すが、患者に対して治療者は自己紹介をして、これまでの生活歴や病歴を聴取する。その際、一般的に、ターゲットとする診断を評価するため、評価尺度も用いる。例えばハミルトン抑うつ評価尺度［Hamilton, 1960］である。生活歴や病歴を記録するに当たって、治療者は対人関係を焦点化する。その目標には以下が含まれる。

- 対人関係上の文脈において患者がどんな人であるか、患者がどのように機能しているかの感覚をつかむこと。患者は一般的にどのように他者とやりとりしているのか？　患者は過剰に他者を信頼しすぎていたり、不信感を持っていたりしないだろうか？　患者はどのように怒りに対処しているだろうか（多くのうつや不安患者はそれを表明するよりむしろ「悪い」感情として押し殺しがちである）？　非適応的な（うつ的な）パターンが諸関係に見出されないだろうか？
- 対人関係質問項目を行う。近い関係についても、遠い関係についても、幼少期から始めつつも、あくまで現在に焦点を当てる。それが対処可能な関係だからである。患者の生活において誰が最も重要な人物だろうか？　誰が現実的あるいは潜在的な社会的サポートであろうか？　患者の諸問題には誰が関与している可能性があるのだろうか？
- もし患者がかつて他の治療を受けたことがある場合、その中で患者が

どう感じたかを探るのは有益である。患者は以前にその治療者に反発を感じていなかっただろうか。もしそうであった場合、患者は自分の中でそう思っていただけだったのだろうか？　それともそれを発言していただろうか？　IPT治療者は転移は扱わず、IPTの焦点は一般的にはあくまで診察室の内側ではなく外側にある。しかしIPT治療者は治療同盟が非常に重要であると認識し、治療関係について患者が何かを感じたり発言したりしてもよいものと認めておく。IPT治療者はこう提案してもいいだろう。「もしここで何か不快な感じがするのであれば、言ってください。あなたを困らせたくはありません。もしそうならまさにそれこそ話し合うべき問題なのです」[Markowitz et al., 2007]。

- 期間制限を設けること。うつ病のためのIPTは一般的に、毎週1回、12セッション（あるいは8セッション、または16セッション。重要なのは回数を選択しそれを守ることである）で構成する。実際には精神療法の「用量」として——精神薬物療法研究では常に「用量」が研究されるが、精神療法ではほとんど例がなく、何が最適かは明確ではない。鍵になる要点は時間枠を設定して、治療を前に進めるような緊急性を生み出すことである。
- 患者にうつ病は治療可能な病であるという医学モデルを与えること。
- フォーミュレーションを提供すること。
- 他に必要なこと。一般的には週1回のセッションの予定を組むこと。その際、緊急時や休暇の場合の対応なども話し合っておくこと。

中期　治療者から提示したフォーミュレーションに患者がいったん合意したら（そしてそのような展開が最も普通なのだが）、IPTは**中期**（第4～9セッション）に入る。ここではフォーミュレーションで焦点とした対人関係問題の治療をより深める。最初の切り出し（「前回お会いしてからいかがでしたか？」）から始めて、治療者はさまざまな戦略を用いて多様な対人関係状況での患者のさまざまな感情を探っていく。この諸戦略は「**複雑化した悲哀***」「**役割をめぐる不和**」「**役割の変化**」「**対人関係の欠如**」である程度異なるが、基本的なテーマは同じである。つまり「どう感じていますか？」「その気持ち（あるいはそれらの混じりあったさまざまな気持ち——気持ちは単一でないこともあり得る）はあなたに、ご自分の対人関係上の

状況について何を教えてくれているでしょうか？」「その状況であなたがそうお感じになることは理にかなっているでしょうか？」「もし悲しみ／怒り／不安を感じるのが理にかなっている場合、あなたはその感情にどう対応しますか？　そして、どんな選択肢があるでしょうか？」などだ。そして、それらの感情を実際に気分よく活用できる選択肢を、ロールプレイする。ここでもしばしば、その人が他人に望むことや嫌なことをうまく伝えられるようにする。

*訳注：IPTの本来の問題領域では、複雑化した死別を「悲哀」と分類しているが、PTSDにつながる死の場合、その診断基準で明らかにされているように［表2-1 A（2），（3）］暴力的であったり、目撃されたり、という衝撃的な要素が強いため、通常のIPTで用いる「悲哀」に代えて「複雑化した悲哀」という言葉を用いている。

「複雑化した悲哀（複雑化した死別）」においては、重要な他者が亡くなってしまい、患者は抑うつ的になってしまっている。ゴールは、患者がきちんとその死を悼み、そして前に進みだすよう助けることだ。「複雑化した悲哀」の治療でのゴールには以下も含まれる。

- **感情に耐えること。**この状況において多くの患者は自分の感情が圧倒的で破壊的なものになりかねないと感じて、悼むことを恐れている。「もし泣き出したら、私はずっと泣き続けてしまう。私はボロボロになってしまいます」と。IPT治療者は、カタルシスと感情の処理を許容しつつ、感情を正常なものとして受け入れてもらうよう試みる。治療者は、亡くなった人との関係がなぜ患者にとって重要なのかを尋ねる。「○○さんとの関係における何が恋しいのでしょうか？……あなた方の関係の何が恋しいのでしょうか？」。多くの場合、混じりあった多様な感情を探るのは患者の助けになる。たとえ多くのうつ病患者が、亡くなった人への嫌悪感あるいは憎しみの存在を見出して、自分はひどいと思っている場合であっても（あるいはより正確には、それだからこそ）。「何が嫌だったのですか？……すべての関係には摩擦や問題はつきものなのです……同じ相手に対して愛情と憎しみが両立することもあり得るのです」。

- **方向性を取り戻すこと。**「悲哀」を抱えた多くの患者は、自分自身が方向を見失い、行き詰まり、空虚になってしまったように感じている。患者たちの中には病気になった親族の介護のために自分の仕事を辞めていて、今や自分には仕事もなく人間関係もないと感じる者もいるかもしれない。患者が自分の感情を表現し始め、気分がよくなるにつれ、失った関係に代わる社会的サポートと、人生の新たな目的と方向性を見つけるよう助けることが重要になる。時として、それは他人の死の問題に関わるという形をとることもある。例えば、米国糖尿病協会のボランティアをすることなどだ。

「**役割をめぐる不和**」を呈している患者は一様に、対人関係における争いに敗北しつつある。「役割をめぐる不和」とは、お互いに、それぞれのニーズ、好きなもの、嫌いなものがあり、望ましくはお互いに満足がいくよう妥協し合う、という概念である。うつや不安を持つ患者は、怒りを「悪い」感情とみなして対立を避けがちであり、そして自分のニーズや望みを示さないままに他人の要求に従ってしまう傾向がある。「役割をめぐる不和」の治療のゴールとは、（1）鍵となる関係においてのずれが抑うつ症状に帰結していることを認識すること、（2）関係をより対等で満足のいくバランスのあるものにできるよう再交渉することを学ぶことである。

「**役割の変化**」の中にいる患者は、圧倒的にも感じられる人生の変化のただ中にある。これは親密な関係における変化（結婚、離婚）でもあり得るし、転職、地理的な移動、子どもの誕生、重病の診断告知、また他の悩ましいライフ・イベントでもあり得る。これはライフ・イベントによって定義される障害であるPTSDに適用できることがはっきりしている。「役割の変化」の治療は、この場合は誰も亡くなってはいないものの、「複雑化した悲哀」の治療にも類似している。「役割の変化」の枠組みは患者が生活の変化と気分の変化のつながりを認識する助けになる。治療者は、患者が変化に適応でき、物事も落着すると確信させ励ます。

「悲哀」の場合と同様に、患者は過去を安定していたもの、より幸せだったものとみなしがちであり、現在をみじめで望みのないものと見る傾向があるため、治療者は患者がかつての古い役割の喪失をどのように感じているか探る（「結婚していた頃で、よかったことは何でしょうか？」）。また一方で失わ

れたものについて嘆くことを励ます。同時に治療者は患者がかつての古い役割の限界を見出し、新たな役割のネガティブな面、ポジティブな面の両方に重点を置いてみることを助ける。たとえ困難なものであれ、新たな役割にも一般的に何かポジティブな側面があるものなのだ。

IPTの焦点となる最後の領域の「**対人関係の欠如**」とは、通常はIPTが焦点化する中心となるライフ・イベントを欠いている場合である。誰も亡くなってはいない。「役割をめぐる不和」も「役割の変化」も存在しない。その代わり、治療者は患者の社会的な孤立に焦点を当てねばならない。それは多くの場合で慢性的なものであり、その孤立あるいは社会的困難が抑うつ的な気分に帰結していることを指摘しなければならない。この場合のゴールとは注意深く社会的スキルを構築し、患者が自らの環境において対人関係上のやりとりにおける安らぎや社会的サポートを得られるようにすることである。

終結期 急性期治療の最後の数セッションは、**終結期**となる。その多様なゴールには、患者が治療において得たものを地固めすること、終結に伴う別離に対応すること、将来を見据えることが含まれる。患者が改善してきた場合は、IPT治療者はこう尋ねる。「どうして前よりも気分がよくなったと思いますか？」と。その答えは一般的に患者が自分の努力ゆえに改善してきたと理解することにつながる。患者は治療者のおかげで改善したと思いがちではあるが、しかしかつて救いがなく受動的な感情を抱えていた患者に、自分が自分自身の主人であるという感覚、自立した感覚を与えることは、特に治療を終える際には重要である。IPTの構造では、一般的には治療者が患者を助けるコーチとして機能すること、だが困難な仕事をやり遂げたのは患者の側であることをはっきりさせる。例えば、あくまで患者が「役割をめぐる不和」を鎮めたのである。これは治療の中で発達させた対人関係スキルを同定し、強化する機会なのである。

患者に症状が残り、しかしIPTで明らかに症状が軽減してきた場合は、急性期の治療を終えても、IPTを継続する新たな治療契約を結ぶのが適切かもしれない。同様に、もし患者が軽快しても再発のリスクが高い場合は、IPTを維持する——より少ない頻度で、例えば2週間おき、1か月に1回などで——ことが予防効果を示してきた［Frank et al., 1990; Frank et al., 2007］。もし患者に大き

な改善が見られない場合でも、終結は何であれ患者が成し遂げた功績を振り返る機会になる。多くの場合において患者は何らかの対人関係上の成長を成し遂げているものではあるが、症状がそれに呼応できていないのだ。また、治療が奏功しなかったのであって患者側の失敗ではないことを強調する必要もある。この医学モデルは、薬物療法の治験を反映してもいる。もしある治療が奏功しなかったとしても、それは失望させられることではあるが、他にも可能な選択肢は存在するのだ。重要な課題は、患者が自分を責め、可能性のある他の治療法に進み続けることを躊躇してしまわないようにすることだ［Markowitz & Milrod, 2015］。

　別離は一般的には悲しみを引き起こす。患者は治療を止めることにさまざまな感情を抱く可能性がある。自分自身で機能していかなければならないことに関する不安、もうセッションに来なくてもいいという解放感、等々。IPTのアプローチは転移に焦点を置かないが、助けになっていたであろう関係の終結への、患者側の感情の反応に焦点を置くのは望ましい。

　終結期はまた、患者の将来の課題を見ていく時期でもある。対人関係上の焦点のどのような面が未解決のまま残されているだろうか？　そして患者はどのようにそれを解決する必要があるのだろうか？　再び持ち上がってきそうな問題とはどんなものだろうか？

第4章
PTSDに対するIPTの適用

> 違いが、違いであるためには、違いを生み出さねば
> ならない。
>
> ─────ガートルード・スタイン

　このマニュアルは、治療者が慢性PTSDを対象として14週間での臨床研究において用いるためにIPTを修正したものである。これは、治療のガイドラインとして意図されているものであり、基本的なIPTのマニュアル［Weissman et al., 2007］の追加版であり、またIPTのスーパービジョンを補完するものである。**PTSDに対するIPTは大うつ病性障害に対する標準的IPTにいくらかの修正を加えてはいるものの、以前にIPTを用いたことがあるのであれば、基本的なアプローチは同じであり、きっとなじみがあるものに違いない。**これは私たちのRCTにおいて［Markowitz et al., 2015］、それ以前に大うつ病性障害をIPTで治療した経験のある、複数の治療者が確かに体験したことであった。RCTを2008年に開始したとき、私たちは治療者たちに、PTSDに対するIPTのオープン・トライアルは大変有望な結果をもたらしたこと［Bleiberg & Markowitz, 2005］、またPTSDに対するグループIPTのRCTも同様だったことも［Krupnick et al., 2008］伝えた。

　2015年のRCTの際の重要な問題は、IPTを用いる治療者がエクスポージャーベースの治療を行わないことを確かなものにすることだった。つまり、IPTでは患者のトラウマ体験のつらい思い出に向き合わせたり、慣れさせたりするよう励ますことには一切関わらないということである。IPTは元来、エクポージャーベースではないのだが、私たちは一切エクスポージャーをしないということを明確にしたかったのである。IPTのスーパービジョンと、IPTの治療を録音したテープによる治療遵守の判定は、治療の純粋性を保証

する役に立った。実際に、IPTにおいて私たちは、厳守すべき項目を加え、判定者に審査を依頼した（図4.1参照）。

治療者はどの程度、患者が恐怖を感じるトラウマ記憶への曝露を奨励するか？

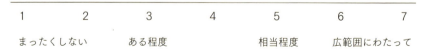

図4.1 非エクスポージャー遵守項目

エクスポージャー療法（持続エクスポージャー療法により代表されているもの）とIPTは同じ前提に立っている。その前提とは、患者はトラウマを体験しており、そのトラウマの存在が、PTSDの診断に先立って不可欠であるということである。しかし、エクスポージャーベースの治療法は、混乱したトラウマ記憶の再構築に焦点を当て、恐怖を感じるトラウマ記憶を階層化し、結果として患者がこれらの記憶や刺激に慣れて、あまり恐怖を感じなくなるまで曝露する。IPTはこれとはかなり異なったアプローチをとる。表4.1にPTSDのためのIPTとPTSDのためのエクスポージャー療法との違いのいくつかをまとめた。

IPTの本質的要素は変わらない。つまり、初期、中期、終結期がある。治療者は患者に、**PTSDは苦しいが治療可能な病であり、決して患者が悪いわけではない**という医学モデルを提供する。治療では感情と対人関係の状況に焦点を当て続ける。そこまでは同じであるが、私たちは、慢性PTSD患者が直面する特定の諸問題を扱うために、ある程度IPTを修正した。

1. **感情再調律**。大うつ病患者と慢性PTSD患者の臨床的な1つの違いとは、前者が容易に自分たちの感情を治療者に伝えることができるのに対して、後者は多くの場合、無感覚でありほとんど失感情症であることだ [Markowitz et al., 2009]。だからこそ、これらの患者たちに自分自身の感情と（再び）つながりを持たせることがとても重要なのである。ただ単純に、自分にとって脅威と感じられる感情に耐えるよう助けることが、治療によって

表4.1　エクスポージャー療法とIPTの違い

	エクスポージャーベースの治療	IPT
焦　点	トラウマ体験 　トラウマの語り 　トラウマの記憶	現在の対人関係
治療原則	トラウマ記憶へのエクスポージャー 馴化で恐怖は減ずる	対人感情・愛着・人からのサポート
目　標	トラウマ体験を再構築し、トラウマ記憶に慣れる	感情と対人機能を改善し、取り戻す
当面の 焦点	主としてトラウマを受けたとき。何が起こったかに焦点を当てる	現在。トラウマを受けたことによる対人関係面での後遺症に焦点を当てる
トラウマを 巡る議論	広い範囲で、全体的に	最小限に、表面的に
患者への メッセージ	自分の恐怖に直面せよ、そうすれば消え失せる	自分の感情は対人関係をうまくやっていくことに役立ち、誰を信頼すべきかの判断を助けてくれる。実際、役に立つサポートを提供してくれる人もいる
宿　題	ある。毎日	ない

得られるものを象徴する。これらの、危険と感じられる感情が何であるかを見てみるよう患者をさらに促すことは、社会的な行動の指針をもたらし、患者の対人関係スキルや機能に新たな次元をもたらすことになるのだ。それゆえ、私たちは、PTSDのためのIPTの初期の数週間、場合によっては、全14週間の治療の前半を感情的な語彙を広げていくことに充てる。つまり以下のようなものだ。どのような「心のざわめき」を患者は感じているのか？　その感情を自分でどう表現できるのか？　それ

は状況に対して合理的な反応だろうか？　それは状況について何を自分に教えてくれるのか？　PTSDのためのIPTのゴールとは、患者が空しくも回避しようとしている感情とうまく付き合えるようにすることであり、特に怒り・悲しみ・不安などのネガティブな感情と付き合っていけるようにすることだ。そして患者にそれらの感情の意味について考えるチャンスを与えることである。

　IPTは期間限定であり、この時間の限定により患者は治療でも人生でも前向きに動くことを促されるのだが、感情に耐えることは決して焦って進めてはならない。治療者としては、**感情が強力であっても危険なものではないこと**を、患者に示し自分で体験してもらいたいところである。治療者はこの務めを、患者が何かを感じ、しばらく熟考してそれを乗り越え、願わくば対人関係状況におけるその適切さに気づく間、じっと静かに注意深さをもって患者と共にあることで、成し遂げることができる。もし患者がとても怒ったり悲しんだりすると、治療者側もつらくなるかもしれないが、治療者の務めは患者と共にあり、それを励ますことなのだ。そう、落ち着きを見せて、その感情を治療者として恐れないさまを示すのだ。話題を変えたり、急いで進めたりしては、そうやって感情を回避することが、治療者がまさに望んでいないものを見せてしまうことになる。これは感情に焦点を当てたアプローチと他の治療アプローチとの重要な違いである。

　いったん患者が自分の感情と触れあい、治療者が患者を助けてそれを正常なものとして受け入れさせることができたら、次の段階は、それらの感情を活用することだ。多くの場合は、対人関係における出来事に取り組む中で、それらを言葉にすることによってである。

　慢性PTSD症状を呈する多くの患者にとって、自分たちがかつては自分自身の感情をよりしっかり意識できていて、PTSD発症後にそれが失われ麻痺してしまっているということに気づくのは難しい。あるいは、常に比較的、失感情症的に生きてきた人もいる――自分の感情を自覚せずになんとか暮らすことを可能にしているのである――感情的反応の重みがこの調整を圧倒してしまうまでは。それゆえ前者の状況の方が取り組みやすいかもしれない。なぜなら、患者にゼロから感情を理解させそれに当たる言葉を教えるのでは

なく、自覚を取り戻させることが必要なだけだからである。しかし、IPTの視点からは、患者が正確にはどの程度自分自身の感情から切り離されてしまっているのかは、実は重要な問題ではない。本当に重要な点は、患者が感情的に切り離され、麻痺しているということ自体であり、PTSDがこの状態を引き起こし、また悪化させているということである。つまり、対人関係のやりとりを読み解くことができるようになり、患者の環境の中にいる誰が潜在的に信頼できる存在であって社会的サポートでもあり、誰がそうではないのかを判断するためには、人間の感情の理解こそが本質的であるということだ。

2. **対人関係に対するトラウマの影響に焦点を当てること。**エクスポージャー療法は、患者が経験したトラウマを再構築することが焦点であるため、過去に焦点を当てる。しかしIPTでは患者が厳しいトラウマ（おそらくは驚くほどの）を経験したことを認識しつつも、トラウマとなった出来事の再構築は試みない。最初のセッションでは治療者は簡単に患者に何が起きたのかを尋ねはする。「何がPTSDを引き起こしたトラウマになったのですか？」と。しかしトラウマが生じていることを確認した後は、焦点はその出来事の理路整然とした物語を組み立てることではなく、心がざわつく瞬間に患者が慣れていくよう促して助けていくことに置かれる。ゴールは、ただ単純にトラウマをPTSDの諸症状に先行する理由として位置付けることにある。実際に、こうむったトラウマにはあまり深く言及することはない。

その代わり、IPTの治療者は現在に焦点を当てる。**トラウマ自体よりもトラウマが対人関係にもたらした結果に注目するのだ。**トラウマは患者の社会的関係、社会的サポートの活用、他者への信頼に対してどんな影響を及ぼしたのだろうか？　トラウマは現在の関係に対してどのような悪影響を与え、PTSDの結果、どのような点で患者は他人との付き合いにおける困難を感じているのだろうか？　トラウマとなった出来事を蘇らせたがらない患者には、その必要はない。この点では多くの患者が安心を表明している［Markowitz et al., 2015a］。

IPTでは、患者は自分はPTSD、つまり自分が体験したひどいトラウマに関連する不安障害なのだと伝えられる。患者が悪いわけではないこと、不幸

なことではあるが多くの人々もまたトラウマを受けていることを治療者は指摘する。そしてPTSDのIPTは、PTSDによる対人関係への後遺症に焦点を当てる。**PTSDを抱えた人々は対人関係問題に苦しむ。**PTSDがもたらす重大な結果には以下のものがある。

　a.感情から切り離されること。人々と日常からの感情の疎外感。
　b.環境への不信感。特にトラウマが対人関係上のものである場合（他の人によってもたらされた場合）。
　c.他人に対する過度の警戒心。

　患者は活動からひきこもり（DSM-5.PTSDの症状C.2）、他人との距離を感じ（症状D.6）、限られた感情しか持てず（症状D.7）、多くの場合苛立ちを爆発させることがあり（症状E.1）、生理学的のみならず対人関係的に覚醒亢進しており（症状E.3）、不信感を持つ（症状D.2）［American Psychiatric Association, 2013］。エクスポージャーベースの治療はPTSDの診断基準BおよびCに向けられがちだが、IPTではより対人関係的な項目に焦点を当てる。このDSMの、認知・行動上の症状に重きを置くPTSDの定義のあり方は、ある程度はCBTがこの障害への治療法として優先して位置付けられているところからくるのかもしれない。対人関係的側面がある程度控えめに受け取られてきた可能性もある。

　IPTの治療者は、患者が突然のトラウマに苦しんでいることは十分不幸なことであるという立場に立つ。つまり患者が社会生活を失ったり居場所のある感覚を失うことによって二重に痛めつけられ貶められる必要はないのだ。まさにそれは「**傷口に塩をすり込む**」ことである。だからこそ治療はトラウマをこうむった状態から健康な状態への修復的な「**役割の変化**」を示す。この変化において患者はトラウマ以前の機能レベルを回復するのだ（これは**医原性役割の変化**［治療による役割の変化］の概念であり、この概念では、IPTの治療者は治療行為自体の枠組みを、精神科的障害からの短期間の回復期と位置付ける［Markowitz, 1998; Lipsitz et al., 1999］）。この「役割の変化」は、もし患者のトラウマ症状が長期にわたり、遠い過去のトラウマと関連している場合には、特に妥当な焦点となるものであり、他のIPT研究での気分変調性障害や社交恐怖の患者と類似している。

繰り返すが、治療者は患者のトラウマを深刻かつ本質的に衝撃的な出来事として認識しなければならない。そして最初の病歴の聴取では、このトラウマをしっかり調べなければならない。しかし、**それに続く治療での焦点はトラウマとなった出来事にあるのではなく、トラウマの残響とも言うべき、感情の麻痺、社会関係上のひきこもり、かつては楽しかった活動や日常の喪失に置かれるのだ。**

どのようにしてIPTが作用するのかは知られていない。PTSDのためのIPTが、感情に耐えることを患者に励まし、感情を呼び起こす可能性のある他人との出会いを励まし、そして社会的サポートの構築を励ますため、IPTにおいてPTSDのさまざまな症状が改善するという見方は理にかなっている。IPTは、患者が自分の感情を対人関係上のシグナルとみなして、適切な反応のために活用できるよう助けるのだ。これは対人関係での「成功体験」[Frank, 1971] に導いてくれ、自分自身が環境をコントロールしているという感情を患者に提供してくれる。実際に、私たちのパイロット研究におけるPTSD患者の症状の改善は、どの程度まで患者がそれぞれの課題となっている問題領域（例えば「役割の変化」など）で対人関係上の変化に成功するかに関連していた [Markowitz et al., 2006]。これら日常生活でのコントロール感覚が改善することは、「より安全な」対人愛着と相まって、トラウマを思い出させるものに直面するリスクを患者に自然にとらせるよう励ますことになる、と臨床経験から推測している。これは科学的には回避症状の軽減として捉えられる。IPTの医学モデルもまた、CBTの心理教育的局面で症状が正常化されるのと同じくらい、恥の感覚を軽減することを助け、患者のトラウマ反応を正常化する。たとえIPTのメカニズムが最終的には実際のエクスポージャーに関連付けられることが証明されるにせよ、エクスポージャーの難しい患者の脱落を防ぎうまく治療することもできるということは、重要な臨床的問題を巧みに処理できると言える。対人関係モデルは、トラウマ記憶に向き合いたがらない患者を治療に関わらせるための効果的な選択肢であり得るのだ。

したがって、PTSDに向けた私たちのIPTの修正版では、**トラウマがどのように患者の現在の対人関係と社会機能を害しているのかに焦点を当てる。私たちは、トラウマが、社会的環境を活用して環境によるトラウマを処理する個々人の能力を損ねているという仮説を立てている。**PTSDは安全な環境感覚を壊し、対人関係に対する患者の信頼を損ねている。それゆえ、PTSD

を抱えた人は対人関係から自ら距離をとり、ひきこもり、社会活動を制限してしまう。このひきこもりは、個々人に必要な社会的サポートを得ることを妨げてしまう。環境と対人関係を「危険」として体験したことが、非適応的な社会機能のきっかけとなり、これがPTSDを永続的なものにしてしまうのだ。PTSDの症状も社会的孤立や機能不全を強化する。IPTによって、対人関係の受け止め方の理解や社会的能力が向上することで、PTSDのどうしようもなく救われない内的感覚、恥、対人関係上の危険に立ち向かうことができるのである。

　IPTにおける現在の対人関係への焦点化が、患者の注意を、過去のトラウマにまつわる内的な懸念から、今現在の対人関係が存在する外界へと向け直す。治療では、恐怖をもたらし得るトラウマやトラウマを想起させるものへの、再度のエクスポージャーは目指すことなく、むしろ日常生活における友人、家族、同僚との関わりが目標とされる。患者に自分の対人関係環境を見直してもらい、それらが患者のトラウマ的予測より安全なものであることを認識できるよう助けることで、対人関係の快適さの改善と全般的な症状の軽減をもたらし、PTSD患者の社会的サポートを動員し〔Brewin et al., 2000; Ozer et al., 2003〕、また対人関係機能を修復するかもしれないのだ。活用可能な社会的サポートを動員し増やすことによって、重要な医療上の必要を満たすとともに、患者にも課題が与えられる。PTSDの患者は活用可能な社会的サポートからひきこもってきていて、自らの孤立と不信感を深めている。社会的サポートに再び関わること、あるいは他の新しいサポートを見つけることには、PTSDの症状を緩和させ、患者を社会環境に再統合し、社会機能を改善するための対人関係スキルを構築できる可能性があるのだ。

　症状の改善過程には、明らかに回避のパターンの逆行も含まれ、一定程度までエクスポージャーベースの治療の軌跡に似てくる。PTSDのためのIPTとPTSDのためのエクスポージャー療法は構造と技法において違うものではあるのだが、これらの基本的な違いとは、治療上の焦点の置き方にある。つまり、対人関係問題 対 行動回避の構図である。しかしPTSDのためのIPTが有効であるためには、基本的な治療上の主眼としては避けながらも、最終的には行動回避を逆行させなければならない。

3.　社会的サポートを動員すること。IPT治療者は患者の環境にある潜在的

な社会的サポートを常に探し、それらを見つけて活用するよう患者を促す。これは麻痺し社会的にひきこもっている PTSD 患者には特に重要である［Brewin et al., 2000; Ozer et al., 2003; Markowitz et al., 2009］。

PTSD と愛着　IPT のアプローチの基礎にあるのは、Bowlby の考え方に立つ、**安定した愛着**の概念である［Bowlby、1969］。子どもの頃に、自分で環境を探求することを励ましてくれて、その試みの中で安心を提供する親がいてくれた人は、安定した愛着を育む傾向がある。つまり、このような人たちは人間関係を信頼し、その中の人間を信頼できるのだ。結果として、このような人々は愛着が乏しかった人より幅広く、より安全な社会的ネットワークを展開できる傾向にある。もしひとたびトラウマに遭っても、この安定した愛着を有する人間は、周りの人々を動かして自分を慰めてもらったり、理解してもらったりすることができ、そうすることによって相対的には過ごしやすくなるだろう。このため安定した愛着を有する人間は、PTSD を発症することなしに、トラウマを処理することが可能になる。これに対して、支えてくれる親の存在なしに育った人は、不安感や混乱した形の愛着を形成してしまう傾向にある［Bowlby, 1969; Fonagy et al., 2002］。それゆえ、対人関係の中でより居づらさを覚えるのだ。ここでもしトラウマに出会うと、このような人々は、頼れる友人もより少なく、彼らに近付く自信もより低くなるだろう。より少ない社会的サポートと、より低い社会的自信のために、明らかに PTSD へのリスクも高まり、PTSD の症状を緩和する社会的サポートを活用する可能性も低くなる。このような社会的孤立と愛着の不安定さの結果として、患者はその痛ましい感情を処理するのではなく、抱き続けるのだ。

　だからこそ、慢性 PTSD 患者の治療における IPT のゴールは、その症状を緩和してくれる可能性がある社会的サポートを活用するよう、患者を助けることとなる。**危機にあって一人でないことはよいことだ。**自分の状況を理解しそれを乗り越えるよう支えてくれる家族なり友人がいてくれると感じるのはよいことだ。自分が対人関係状況についてどのように感じているのかを理解するよう助けることによって、また患者がその理解を、誰が信頼に足る人間かを見定めるために役立てられるようにすることによって、IPT には、症状を緩和しつつ、患者の安定した愛着の（再）構築を助けるよう作用する可能性がある。

この理由のために、私たちは、PTSDに対するIPTにおける変化を理解するための潜在的に重要な研究ツールとして、リフレクティブ・ファンクション［Rudden et al., 2009］、つまり、愛着の一種の代替尺度を検討してきた。リフレクティブ・ファンクションとは、その人が自分の感情や重要な他者の感情にどれほど気づいているかを調べる、精神分析的な尺度である。したがって、この尺度［Rutimann & Meehan, 2012］は、対人関係的ターゲットに焦点を当てるものであり、それはIPTの治療、そして感情から切り離されているPTSD患者が抱える大きな困難の両方に取り組む上でのターゲットであると言える。リフレクティブ・ファンクションはPTSD患者においてはとても低くなってしまっていると予測され、少なくともその面では、良好な治療によって改善するだろう。特に、私たちは**症状を特定してのリフレクティブ・ファンクション**、つまりPTSDの症候群自体に関する患者の感情理解について研究を実施している［Rudden et al., 2009］。

4. **対人関係の焦点の選択**。気分障害のためのIPTはライフ・イベントを抱えた患者に対して、そうでない患者に対してよりもよく作用するように見受けられる。すなわち、「**対人関係の欠如」として知られる、ライフ・イベントが欠落している場合**より、むしろ患者の抱える問題が、「**悲哀（複雑化した死別）」「役割をめぐる不和」「役割の変化**」のいずれかに分類できる患者である。感情とライフ・イベントに焦点を当てるというIPTのマクロとミクロの戦略は、概念上「マクロ」と定義する出来事（トラウマなど）が存在する場合に最も有効に作用する。一方で、対人関係上の焦点は、週単位のIPT治療で細かく見ていく「ミクロ」の日常的出来事に置かれる。PTSDを治療する場合の利点とは、定義上PTSDにはライフ・イベントが不可欠であるため、すべての患者が必然的に何らかのライフ・イベントを有しているということである。これで、問題のある「対人関係の欠如」というカテゴリーを運用する必要はなくなる。多くの患者にとって、PTSD治療の焦点は「役割の変化」となるだろうが、しかし明らかにトラウマのもたらす対人関係上の妨げは「役割をめぐる不和」を引き起こし得るものであり、そして愛する人の死に続く「複雑化した悲哀」もまたPTSDの引き金となり得る。IPTすなわちライフ・イベントベースの治療と、PTSDすなわちライフ・イベントベースの障害

との間には本質的に際立った共通性がある。

　「対人関係の欠如」への焦点をここで排除してしまうことは、焦点を当てるべき一定のライフ・イベントを有している場合の方が、治療がより良好であることを知る多くのIPT治療者を安堵させるかもしれない。ただ、人生の初期段階での児童虐待で慢性的に社会的孤立をこうむってきた患者、幅広く言えば「対人関係の欠如」が表れている患者に対して、どうするか戸惑う治療者もいるだろう。現在のアプローチの要点は、社会的な困難はトラウマの帰結であり、子ども時代に虐待された人間はそのトラウマからPTSDを進行させてしまっていることであり、これには対人関係上の後遺症もある。だからこそトラウマは、「役割をめぐる不和」（もし患者が自分を虐待した人間となお関わっているのであれば）、あるいは「役割の変化」（もう関わりがない場合は）の項目に分類して治療しうる、現在の感情的、対人関係的な困難を理解する上での、理論上の手がかりを提供してくれるのだ。
　本章では、治療については多少修正したものの、基本的には大うつ病や他の障害に適用可能である、同じIPTのアプローチが保たれていることを明快に打ち出そうとした。このような適用は新たな治療対象者への治療の修正にあっては適切なものだ［Markowitz, 1998; Markowitz et al., 2009aを参照］。それゆえ、例えば感情調律の強調は慢性PTSDの患者にとってとても重要な再修正には見えるが、しかしうつ病の患者に対してはかなり必要性は低い。本章はまた、IPTは実際には患者を自分自身の感情に耐えるべく「エクスポージャーする」ものの、PTSDの多くの治療での、システムとしてのエクスポージャーベースのアプローチには与さないことを明らかにできたに違いない。

第5章
PTSDのためのIPT──初期

　PTSDのためのIPTは全般に、IPTの大うつ病への適用に準じるが、以下の控え目な修正を経て行う。IPTは3つの治療期に分割される。初期、中期、終結期である。読者のみなさんには『臨床家のための対人関係療法クイックガイド』［Weissman et al., 2007／邦訳：創元社］をご参照いただき、ここでの論点のさらなる探求に触れていただく必要があるかもしれない。

　初期は一般的には短期の計14セッションのうちの第1～3セッションから成る。この最初の治療期で、その後の治療のための土台を設定する。初期には次のようないくつかの目標がある。

1. **診断**：下記の双方について。
   a.**PTSD、つまりターゲットとする診断**、また何らかの併存症、および、
   b.この障害を患う患者の置かれている**対人関係的文脈**。
2. **治療のための枠組みを設定する。**
3. **症状緩和の開始。**

　初期を完了するために3セッションかかる可能性があるが、目標は可能な限り速やかに完了させることである。治療者としてのみなさんの力や、自らの歴史家としての患者側の力にもよるが、場合によっては、初期における課題をより速やかに完了して、重要な中期に進むことも可能であろう。どの場合であれ、ここでの土台作りの治療期を、3セッションより多く拡張する必要はない。というのは治療者にも患者にも、患者の人生上の危機およびPTSD

のさまざまな症状の解決を助けるための課題に取りかかる必要があるからである。

第1局面　診断

　私たちの研究では、患者たちが独立した評価者によってすでに診断を受け、彼らが本研究への選抜要件を満たしていることを確証されていたものの、治療者はPTSDのさまざまな症状を確認し（第2章参照）、そして患者の対人関係上の履歴を確認した（第3章）。ここでも治療者はPTSDとしての診断とその重症度の確定のために、CAPS［Weathers et al., 2013a］やPCL［Weathers et al., 2013］などPTSDのための評価尺度を行うべきである。

　PTSDの診断をした後は、**PTSDを患者の責によるものではない治療可能な病として位置付ける医学モデルを用いる。**ここでPTSDについての心理教育を始める。また社会的サポート、問題のある諸関係、患者の人生における対人関係の諸パターンについて対人関係質問項目［Weissman et al., 2007］を行っていくが、その際は過去から始めながらもあくまで現在に集中していく。PTSDのためのIPTにあっては、生活史には注意すべきトラウマの既往が含まれる。その中での、間違った対処のパターン、効果的に自分の意見を言えなかったり、怒りを表現できないこと、親密さを得ることにおける困難、怒りのコントロール不良などを探っていく。患者の過去と現在の対人関係における、対人関係質問項目を行っていく中で、親密さを得る患者の能力、自ら意見を伝えて他者と向き合う能力、社会的にリスクをとる能力を評価していく。もしこのような機能がPTSDの進行によって明らかに損なわれている場合は、しっかり注意すべきだ。この履歴を聴取するに当たって、治療者はまた、現状での危険（自殺のリスクや薬物乱用の再発の可能性）も評価する。それからの目標はこの2つの診断——PTSDとその対人関係的文脈——をIPTのフォーミュレーションで結びつけていくことになる。このフォーミュレーションが初期の1つの結論となる。

　初期の諸側面には以下が含まれる。

A.　**現在の病の病歴を聴取すること。不可避的に患者のトラウマとなった出来事に、病は関わっている。**IPT治療者の役割として、患者に対し

てかつて何が起きたのかを知る必要はある。しかし、治療者としては詳細にわたって触れるのは今回だけであることを、はっきりさせる。つまりこの治療は過去の出来事を再構築して再体験することから成り立っているものではない、ということを明確にするのだ。トラウマのさまざまな側面には、出来事に関する患者からの報告も含まれる。つまり、患者はどこにいたのか？　どのように患者はその状況を危険だと感じたのか？　それはどれくらいの間続いていたのか？　その危機に際して患者はどう対応したのか？　その出来事について当時患者が感じた感情は？　また、いつさまざまな症状が起き、その中のどの症状が患者を特に苦しめるのか。そして、トラウマによる心理的結果と同様に、物理的結果が存在していないかどうか。つまり、外傷性脳損傷［Stein et al., 2015］やその他の身体的な衰弱はどうなのか？　また、治療者は時には過去のトラウマについて尋ねる必要もある。つまり、この患者は、圧倒的に恐ろしい出来事や残虐行為を繰り返し経験してきたのか？　治療者側の治療環境によっては、この診断材料の中のいくつかは、患者を受け付けたときの書類などから知ることもできるかもしれないが、しかしまず少なくとも患者と共にこれらを探り、患者が生き抜いてきたものへの理解を治療者として共有することが重要である。

　IPTの焦点から考えれば、患者の周りの人物がそのトラウマとなった出来事に対して、どのように反応したのか、もし誰かがサポートしてくれている場合はその人がどのようにサポートしてくれているのかを、治療者は尋ねる必要がある。この文脈では、そのストーリーが、患者がどの程度サポートを求めて他者と関わっているのか、そしてどの程度患者が自分の中に秘めてしまっているのか、について尋ねる必要がある。
　セッションで患者が自ら望んで自分のトラウマの履歴を論じたがる場合は、治療者側は論じさせてもいい。しかし治療者は常に、信頼することや他の人々と関係することに及ぼしたかもしれないそのトラウマの影響の方に焦点を戻すべきである。もし患者がトラウマについて論じづらく感じる場合は、これをPSTDの症状の一部と認識して、必ずしもトラウマを詳細にわたって振り返る必要はない、とはっきり言明する。とはいえ、治療者が以下の方向を試み続けることは助けになる。つまり、どのように他の人々が患者を傷つけ、

その心に衝撃を与えたかについて、ある種の全般的理解を得て、トラウマとなった出来事とその帰結であるPTSDのさまざまな症状が、どのように患者と他の人々との関係と社会的状況に影響してきた可能性があるのかを評価することである。

B. **対人関係の履歴を聴取すること**。つまり対人関係質問項目の実施。治療者には、患者とトラウマとの関係を理解する必要と同じく、患者が他の人々とどのようにやりとりしているのかを知る必要がある。治療者は現在から聞き始めても過去から聞き始めてもいいが、双方をカバーし、特に最近そして現在の関係性の感覚を得ること。誰が患者の人生において重要な人々なのだろうか？　誰に対して患者は感情や失望、そして心の揺らぎを明かすことができるのか？（信頼できる友を持つことは症状への防御になると、患者に言っておく意味はある）　関係性はトラウマとなった出来事の発生によってどう変わったのだろうか？

　さらに加えて、過去の関係性においてどのようなパターンが存在していたのだろうか？　個人としての患者はこれまで、どの程度親しく他の人々と関われてきたのだろうか？　患者は他人への愛着についてどの程度安定しているのだろうか。患者は感情を直接他の人々に表現できてきただろうか？　愛、怒り、自分自身のニーズなどを。関係性はどのように始まり、そして終結してきたのか？　成長期の家庭状況はどうだったか？　友人は？　恋愛は？
　対人関係質問項目における目標には以下が特に含まれる。

- **可能性のある社会的サポートを見出すこと**。患者が活用してこなかったにせよ、それは動員可能なものである。患者にとって一番身近な人物とは誰だろうか？　どの程度身近なのか？　社会的サポートは症状に対する防御になり、回復の助けになる。研究では誰かに自分がどう感じているかを語ることができること、「暗い秘密」を共有できることは、PTSDの発症において非常に重要であることが見出されている。
- **潜在的な「役割をめぐる不和」を見出すこと**。患者の人生において対人関係の葛藤に関わる人々が存在するのか？　患者が交渉に課題を抱えている関係性は存在しないのだろうか？　これらが治療の潜在的な

焦点になり得るだろう。

- **患者の対人関係機能全体の感覚をつかむこと。** 多くのPTSD患者はトラウマに遭う前にさえ、安全な愛着の形成に困難を有していた可能性がある。このような愛着を形成するに当たっての困難が、人生での以前のトラウマや困難な関係性を反映している可能性があり、直近のトラウマの後で、必要なときに社会的サポートを動員することを難しくしている可能性がある。子ども時代から現在に至る、この人物のバックグラウンドを知ることは役に立つ。

対人関係質問項目は正式な尺度ではないのだが、鍵となる諸関係とその重要度を示すものであり、そして患者の対人関係パターン、特に現在の生活でのパターンを知らせてくれる。

C. 対人関係質問項目と現在の病の全般的病歴は、治療の中心となる、**焦点とする問題領域**を教えてくれる。これは「**悲哀（複雑化した死別）**」でもあり得るし（もしこのトラウマが暴力的な死や殺人に関わっている場合）、「**役割をめぐる不和**」（もし患者が重要な他者、例えば暴力的な配偶者ともめている場合）でも、「**役割の変化**」（トラウマに遭い、その結果を抱えて生きている場合）でもあり得る。

D. **以前に患者が受けた治療**について何らかのことを知ることもまた助けとなる。つまり、患者が助けになったと感じているもの、助けにならなかったと感じているもの。そして精神療法や薬物療法について患者がどのような感情を抱いているか。もし患者が長期にわたっても助けにならなかった精神療法を受けてきた場合は、治療者はその話を聞き、それが助けにならなかったと患者が感じていることを確かめて同調してみせた上で、IPTは異なっており、簡潔で、PTSDのような医学的問題に焦点を絞った種類の治療であることを説明できる。治療者の仕事は治療的楽観主義と希望を伝えることである。ここでも異議を唱えることは歓迎される。もし患者が治療において起きる何らかのことが気に入らなかった場合は、治療者は患者側がそれを持ち出すことを歓迎する。まさにそのように、自分の気持ちを述べることが治療の目標

なのである。過去の虐待的な治療者との治療については、明らかに注意深い議論と、現在の治療との適切な境界設定が必要になる（本書第11章参照）。

E. これらの課題を終えたところで、患者に**フォーミュレーション**を提供する［Markowitz & Swartz, 2007］。このフォーミュレーションは診断と患者の人生の状況を結びつけるものだ。まず今からまとめようしているデータを提供してくれた患者の助けに対して、こうお礼を述べてもいいだろう。

「ここまでたくさんの情報をいただきました。何があなたに起きたのか私にもわかったように思えるのですが、こんな理解でよいのかお尋ねしてもよろしいでしょうか？」

そして、例えばこう伝えてもいい。

　「あなたはPTSDを患っておられます。この病は、あなたが受けたひどい被害への反応として進行しました。そのような恐ろしい出来事は、あなたの見通しと人生を全く変えてしまいかねないのです。もし何か相当すさまじいことを体験した場合には、誰しもPTSDにかかり得ます。でもこれはあなたが悪いのではありません。そしてこれは治療できる病なのです（ここで患者に示せるPTSDの諸症状を取り上げてもよいだろう）。」

　「PTSDのせいで、今あなたは自分の目の前にあるすべての種類の人間関係や状況を信頼することが難しくなっているようにお見受けします。これはトラウマが起こしたもので、私たちの用語では『**役割の変化**』という変化です。トラウマを受けて以来あなたは人生のコントロールを失ってしまったように感じてきておられます。もしあなたがPTSDについて、そしてあなたが今どんな変化を成し遂げようとしているのかについて理解できるようになれば——その変化のためには、トラウマが対人関係にもたらした結果に対処する必要があるのですが——事態に対処することができるのです。**私たちは一緒に過去のトラウマがどのようにあなたと他の人々との関係に影響しているのかに焦点を当てていきます。**私がおすすめするのは、

この治療のあと残りの12週間の間、対処すべきあなたの状況への、あなたの感情的な反応の使いこなし方を一緒に学んでいくことです。あなたの感情こそがあなたにとって誰が信頼に足るのか、またそうでないのかを教えてくれます。もし物事をまたコントロールできるようになれば、あなたのPTSDの症状もきっと和らぐでしょう。こういう治療はいかがでしょうか？」

　あるいは、「あなたはPTSDを患っておられます。これは治療可能な病です。……あなたの長らくの不快感はご自分の『役割をめぐる不和』と何らかの重要な関係があるものと思われます。この『役割をめぐる不和』はご自身が距離を感じてこられた、そしてあなたがレイプされて以来、あなたとの接し方を変えてきたように思えるご家族とのものです。どのようにあなたがご家族とのこの状況を解決できるのかを考えるために、あと12週間の治療に一緒に取り組んでいくことをご提案します。もしあなたがこの『役割をめぐる不和』を解決することができたら、きっとずっと気分がよくなるでしょう。PTSDの諸症状もきっと改善します。こういう治療はいかがでしょうか？」

　または、「お子さんの死を目撃し、それを防ぐために何もできなかったと感じられた。これはひどい出来事です。それは人生の中でも最も厳しい出来事であり、この種のトラウマにはどんな親でも耐えられません。あなたがこれを乗り越えられずにおられるのも決して無理はないのです。極度のトラウマの結果として、あなたはPTSDを患っておられます。あなたは何も感じられないようになり、自分の感じ方に不安を覚えつつも、それをご自身の中に抱え込もうとしてきたのです。でも状況はどんどん悪くなってきました」。

　「つまりあなたのPTSDはあのひどい出来事と関連しているのです。私たちはあなたが今おられる状態を『複雑化した悲哀』と呼称しています。これがあなたの生活にのしかかっているのです。あなたがご自分の感情とうまくやっていけるようお助けするために、またどのようにこの耐え難い状況を乗り越えられるか見定めるために、あと11週間の治療に一緒に取り組んでいくことをご提案します。こういう治療はいかがでしょうか？」

このフォーミュレーションは残りの治療に向けて、ある1つの焦点を定義

するものだ。**患者は治療者とこのフォーミュレーションについてはっきりと合意しなければならない。**いったん患者がこれに合意したら、各セッションで治療者はこの焦点でのかじ取り役を務めていくのだ。フォーミュレーションは双方向に行われるものである。つまり、PTSDの諸症状は社会的な機能を妨げ、その結果としてPTSDの回避症状や社会に対する不信感を強化してしまうのだ。

　もし患者が治療者が提示したフォーミュレーションに合意しなかったら、治療者は異なった焦点についても交渉できる。患者側のインプットを認識することは大変に重要だ——患者が自分の意見を述べることは素晴らしいことだ！——そして治療者と患者とで治療の目的について合意に達することも重要だ。しかし実際には、患者側がフォーミュレーションに同意してこないというのは極めてまれではある。IPTの対人関係問題領域は一般的に患者たちにとって納得のいくものである［Markowitz et al., 2007］。ライフ・イベント、特にトラウマになっているものは否定できない。私たちのあらゆるPTSD研究のいかなる患者も、この焦点に関して同意しないことはなかった。

第2局面　治療のための枠組みを設定すること

　初期の第2の局面は、IPTのフォーマットを患者に説明することである。念頭に置くべきは、PTSD患者は打ちひしがれ、傷つけられ、コントロールできなくなった感情を抱いて治療にやってきているということだ。患者は曲がり角にさえ、耐えがたい脅威を感じてしまう。何が待っているかはわからないのだが、患者たちはそれがきっと悪いことだと予期してしまうだろう。このような環境下でまず治療者がなすべきことは、診察室を安全な場所にして、予測不能な脅威をできる限り抑えることだ。

　これはさまざまな方法で実行できる。まずプロフェッショナルとしての立場をとり、病歴をはっきりさせ、この障害を診断し、それをフォーミュレーションすることによって患者の対人関係上の文脈と結びつけることで、治療者としてこれまでもPTSDを扱ってきており、対応の仕方を知っていて、これが治療可能であることがわかっているという感じを醸し出せるに違いない。治療者が落ち着き、注意深く、相手への敬意に富み理解を持っていれば（「コモンファクター」を運用しつつ—— p.53を参照）、それは役に立つだろう。

治療の枠組みを患者のために構築し、患者に何を期待すべきかを知らせることによって、治療者は、この治療でこれから何が起きるのかという患者側の不安をさらに減らし、改善への希望を伝えることもできるだろう。

A. **治療の焦点**は、夢、認知、宿題などではなく、また、患者の過去のトラウマでもなく、**患者の日々の生活の中での対人関係のやりとりにある**ことを説明する。また治療者と1週間に1回は会うことが治療の流れを維持するのに重要であること、毎週治療者が患者の感情はどんな感じか、また患者の暮らしで起きた出来事について、相互にどのように関連しているのかを尋ねることを説明する。

B. **IPTには宿題は存在しない**ことを説明できる。治療者が患者に課題を出すことはないだろう。治療の目的は患者の現在の対人関係上の危機を解決し、それと共にPTSDの諸症状を解決することになる。患者の多くは、自分たちが気が進まないかもしれないことを治療者が指示してこないと知って安心するかもしれない（とはいえ、はっきりした宿題こそないものの、実際には暗黙裡の課題、つまり患者がこの期間限定の治療の終結までに対人関係上の問題領域を解決する必要が存在はする。もちろん患者はこの遂行に当たっては自分なりにペースを選択できる）。宿題は出さないのだが、治療者は患者にあえてリスクをとるよう優しく励ますのだ。もちろん本当に危険なリスクではない（きっとPTSD患者はこの点を心配するだろう）が、感情的に危険と感じられるような健康的な冒険である。それは患者のさまざまな症状を解決するために必要な対人関係上の変化を助けるためのものだ。

　　例えばこうだ。「あなたの行く手を阻んでいるいくつかのある種の行動を変えるために、あえてリスクをとるべきです。今がまさにそのときです。もしそこで何かうまくやれたら、きっと気分がよりよくなるでしょう。もし何か新しいことを試してうまくいかなくても、確かにがっかりはするでしょうが、その場合であれ私たちはそれを振り返って、何がうまくいかなかったのか確認してそこから学ぶことができます。だからこそ、私はあえてあなたに『リスクをとって生きる』ことをお勧めします。」

C. **患者に病者の役割を与えること** [Parsons, 1951]。PTSDの諸症状や、PTSDのせいで患者ができなくなっていることに対する患者の罪悪感を解くこと。患者には、自分自身ではなく**病**、あるいは**対人関係上の状況のせいにする**ように促す。これは幼少期に身体的・性的虐待被害に遭った患者には特に重要だ。こういった患者たちは多くの場合、虐待者ではなく自分自身を責めがちである。多くの患者は、「自分は頭がおかしくなった」「傷ものになった」「コントロール不能になった」と感じている。患者たちが自分で抑え込もうとしている感情のその強さがまさに、かえってその感情を強めることになる。PTSDは深刻ではあるが治療可能な病であること、病者の役割があくまで一時的なものであるのだと知ることは、患者の心の支えになる。

「あなたはPTSDであるため——これまで私たちが確認してきたすべての症状のことですが——ベストな状態で機能できないでいるのです。ご自分が不安で、うまく集中できず、警戒心が強すぎる状態で物事を進めるのは大変すぎます。ご自分の感情が麻痺して、周りと疎遠になっているように感じられている中で、他の人々の行動を読み解くことも大変すぎます。これはあなたのせいではありません。インフルエンザにかかったときのようなものです。そういうときは問題になっている症状を抑えねばなりませんね。ベストを尽くして、ご自分を責めないでください。責めるべきはPTSDなのです。よくなっていくにつれて、目の前に立ちはだかっているPTSDのさまざまな症状はきっとどんどんおさまっていきます。」

D. **期間制限を設定すること**。患者にはこの治療はオープンエンドではないことを知らせておく必要がある。期間限定のプレッシャーは治療者と患者双方の前進を助け、またきっとこの治療における大切な要素でもある [本書第3章参照]。多くの場合で14週間14セッションのIPTが、PTSDの諸症状の緩和において現在良好なエビデンスがあることを説明する。1週間に1度、可能であれば同じ時刻にセッションを持つ（そうすれば患者は定期的で見通せるスケジュールを持つことができるのだ）。数週間単位で事態が改善し得るかもしれないと示唆することによって、この期間制限は患者側の、この慢性的な状態が延々と続いて

いくだろうという見込みを崩す助けになるのだ。

　期間制限は治療者側の課す一種のフィクションであり、どうしても必要な場合はいつでも変更可能ではあるのだが、治療者がこれを堅持することは、患者に対し変化へのプレッシャーを与えるためには重要である。対応可能な場合は、セッションを複数の週にまたがってひきのばしたりしないこと。継続性をあくまで維持するために、欠席の場合も同一の週内で埋め合わせを図ること。もし何度も患者の側が約束の時間を守れない場合は、患者ではなくむしろPTSDのせいにしつつ、終結までの週数を計算し、元来の約束を堅持し、期間制限のプレッシャーを弱めないようにする。

E.　緊急時の治療維持努力
- 緊急の場合、患者が治療者にコンタクトできる手段を確保しておく。合理的な範囲で治療者に対して患者がアクセス可能な状態を保つ。
　「ご自分で状態が悪いと感じられたら、どうかお電話をください。こちらもあなたの状態を知っておきたいのです。」

　このような表現で治療者の関心、懸念、アクセス可能性を伝える。私たちの経験では、PTSD患者の場合、このような権利を乱用するよりむしろ控えめすぎるくらいにしか使わない傾向がある。

- 休暇などで休診する場合は患者に前もって知らせておくように努力し、その環境でのバックアップ体制も整える。諸セッションにおいては機敏に、患者にとって見通しのよい、危険のなさそうな環境を提供する。
- 患者がセッションをキャンセルする場合、または治療者側がセッションを休む場合は、極力、同一週内に埋め合わせのセッションを設けるようにすること。1週間1回のセッションこそがテーマの継続性を提供し、定期的なコンタクトが治療にリズムと流れを与えてくれるのである。これこそが患者がこちらの「前回お会いしてからいかがでしたか」という問いかけに答えるのに最適なインターバルなのだ。
- 患者にPTSDのためのIPTの手引きのプリントを渡して、PTSDの診断、そしてどのように治療を進めていくのかへの理解を深めることも

できる（付録参照）。

- 患者にこれらのさまざまなアレンジが自分にとって意味を成しているか、気づまりでないかどうかを尋ねる。患者には自分が困っている他のことでも何でも取り上げるよう促す。

第3局面　当面の症状緩和

　いったん治療者が患者の（諸）障害とPTSDの対人関係上の文脈を診断して、これらを1つのフォーミュレーションの中で関連付け、患者がそれを受け入れ、治療のための諸因子がそろったら、IPTは中期に入る。興味深いことだが、ただ単に診断の準備作業を行っているだけで、患者は落ち着き、治療同盟が開始される傾向がある。私たちはPTSD患者に対して2～3セッション後でのCAPSスコアの評価は行ってこなかったが、しかし私個人の感触では、これらはかなり和らぐだろうと信じている。患者は完全に治療者を信用してはおらず、また苦しみ続けているものの、IPT治療者のきちんとした協力的なアプローチを経験したことから幾分かの希望を抱くようになり、少しであれ苦痛が減ずるのである。ある場合には、患者たちはセッション中のコメントで楽になったと言ってきてくれるだろう。「自分に起きたことが私の過ちではなく、また治療可能だとおっしゃっていただいて本当に助かりました」。治療のための合理的な構造を提供することには相応の利点がある。この苦痛の減少は治療の継続と組み立てのための流れをある程度与えてくれるものなのだ。

治療の他の側面

　他の有効な治療同様に、IPTもまた諸精神療法に共有されているいわゆる**「非特異的因子」**（コモンファクター）によっている〔Frank, 1971; Wampold, 2001; Barnicot et al., 2014〕（表5.1）。これらの因子は強固な**治療同盟**を打ち立てる助けになり、この治療同盟はすべての治療の成果において、精神療法のみならず薬物療法においても〔Krupnick et al., 1996〕、非常に重要であることが示されてきた。1つの同盟を築き上げるためには、治療者は、患者が理解されていると感じるのを助ける、共感的なよき聞き手である必要がある。諸感情、とりわけ痛ま

しい感情について、何らかの介入をする前にセッションでよく聞くことだ。
これらが聞きづらいからといって、打ち切ったりしてはならない。そんなこ
とをしては、ネガティブな感情は危険だという患者の視点を強めてしまいか
ねない。諸々の感情をあくまで正常な感情として受け入れること。感情は対
人関係上の遭遇への反応であり、もし誰かが不適切なことをしてきているの
ならば、患者は適切に怒っているのである。誰かに失望させられたり自分の
元から去られたりした場合は、悲しむ。物事がうまくいっている場合はうれ
しい。諸感情を強調してこれらを患者の状況と結びつける。アポイントメン
トに関しては自由であるように努力する。もし患者が遅刻してくる場合は、
可能なら時間を埋め合わせる。援助的で、励ましを与える理解者であるよう
に、ジャッジしないようにする。これらすべての「非特異的因子」がよい治
療の諸側面を成し、IPTではこれらすべてを全面的に用いるよう奨励されて
いる（すべての諸精神療法でこれらの「非特異的因子」すべてを用いること
が可能なわけではない［Matkowitz & Milrod, 2011］）。

表5.1　精神療法の非特異的因子（コモンファクター）

> • 感情をこめて聞くこと（反応）（Response）
> • 治療者に理解されたという気持ち（関係性）（Relationship）
> • 理解のための枠組み（理論的根拠）（Rationale）
> • 専門性（安心の提供）（Reassurance）
> • 治療的手順（儀式）（Ritual）
> • 改善への楽観主義（現実性）（Realistic）
> • 成功体験（再動機付け）（Remoralization）

注：Frank.J (1971), Therapeutic factors in psychotherapy. American Journal of Psychotherapy, 25, 350-361より

- 感情をこめて聞くことは、PTSD患者にとっては特に重要である。感情をこめて聞くことは、セッションを無味乾燥で知性的に偏ったものではなく意味深いものにする。患者は感情的なセッションにおいて起きたことを記憶するものだし、力強い感情が自分が以前考えていたよりも「危険」ではないことを経験する機会を得る。
- 強い感情を伴った最近のさまざまな出来事に焦点を当てることは、患者が抱えている感情と問題を明白にするすばらしい1つの方法である。

その場合、知的に偏した抽象化に治療が逸れることなく、患者自身が治療に関わるようになる。

- IPTでの感情とライフ・イベントの結びつけは患者にとって意味を成す枠組みを提供する。おそらくはPTSDの極端な文脈において特にそうである。枠組みは患者たちが自分が理解されていると感じるのを助ける。
- 治療者としての専門性と立場で安心を提供する。
- 治療手順は、気持ちを理解し、対人関係機能を改善するために、取り組みやすく、役に立ち、見通しのきく方法を提供する。気持ちの理解と対人関係機能は人生における機能の2つの重要な領域であり、繰り返すが、PTSD患者にとって特に意味がある。
- IPT治療者は、改善に向けての楽観主義を提供する（実証的な結果に基づいて）。
- IPTは成功体験——自分は弱く、不十分で、圧倒されていて、救いもなく、傷つきやすいと感じている患者に「できる」という感覚を与えるもの——を提供する。自分の気持ちをより深く理解することと、それを対人関係の改善と、現在直面している人生の危機を解決するために役立てる能力という両方の形によって。

　患者たちにとっては**ネガティブな感情を正常なものとして受け入れること**が非常に重要だ。患者たちが「悪い」あるいは不適切な感情とみなしているものは、多くの場合、適切かつ有用なシグナルなのである。怒りは挑発や攻撃に対しての適切な反応であり得る。自分を攻撃から守ることは「意地悪」あるいは攻撃的なことではなく、自衛である。ささやかな自分勝手さは健康なことであり、悪い「わがまま」や卑怯なあり方ではない。もし自分で自分のニーズを表現しなければ、きっとそれは満たされないままだ。自分の気持ちを述べることは、押し付けがましかったり、攻撃的であることとは違う。それは単純に自分のニーズと願いを表現することである。このような多様な感情が社会的シグナルであることを、患者たちが理解できるよう助けるのは、反応的な症状を越えたギフトである。それは患者にこれまでと異なった、より快適な、自分自身や対人関係や世界への見方を与えてくれるのだ。
　あなたが治療する患者たちは恐るべき出来事を生き延びてきたのであり、注意してケアすることに値する。同時に、どんなに患者たちの経験がひどい

ものであっても、あなたは治療的楽観主義を伝えることができるのだ。患者たちは生き延びている。患者たちはこの痛ましい経験から成長していくことができる。これは人生を立て直すチャンスであるのだ。（サバイバーであるという考え方、そのことによってある意味、より強くなるという考えは、トラウマの後の「役割の変化」をリフレームする1つのポジティブな側面である。）私たちの予備的な研究［Bleiberg & Markowitz, 2005］においては、IPTは、ひどく、繰り返し、慢性的にトラウマを受けた患者に役立ったことが示されていて、RCTにおいても患者たちを助けることができるだろうと信じるに足る理由が存在していた。そして、実際に効いたのだ［Markowitz et al., 2015］。IPTはまた、患者が自分の人生をよりコントロールできると感じる**成功体験**を励まし、実際に症状はよくなる。

　ケアをする同盟者としての役割の一方で、あなたは患者とあなたの関係そのものではなく、診察室の外での患者の現在の生活と人間関係に治療の焦点を当てる必要がある。

　心理教育は、治療全体を通じて進められ得るプロセスであるが、そこでは患者にPTSDとその治療について理解してもらわなければならない。それは第1セッションにおいて、PTSDが何を意味するのかについての話し合いの一部として始められるべきである。この点に関して長口舌を振るってはならない。適切なタイミングで、消化可能な程度に小分けして情報を提供するのだ。PTSDのためのIPTの手引きのプリント（付録参照）がこのプロセスを強化し得る。心理教育にはとりわけ以下のいくつかの要点がある。

A.　第一に、PTSDは病気ではあるが、恐ろしく衝撃をもたらすトラウマへの理解可能な反応であること。もし相当にひどく傷ついた場合には、閉じこもり、落ち込み、ただ生き残ることを試みるだろう。感情を抑え込むことは当面の生き残りのためには不可欠かもしれない。過度の警戒心も同様である。しかし不幸なことに、このような行動が無用になった時点を越えて、長く存続してしまうことがある。トラウマ後の生活と折り合いをつけていく中で、患者たちは社会的なバランスを（再）獲得して、よりよく感じることができるようになる。治療可能な診断名を得ることは、自分に人間として元来何らかの欠陥があると感じることほどには悪いことではないのだ。

表5.2　PTSDのためのIPTの初期の諸課題

- PTSDを**診断する**。
- 対人関係上の文脈を診断する。**対人関係質問項目**を実施する。
- それを**フォーミュレーション**の中で関連付け、患者からのはっきりとした合意を得る。
- 薬物療法を検討する。
- 患者に**病者の役割**を与える。
- **期間制限**を設定する。
- 治療の**枠組み**を設定する。
- 各セッションを「**前回お会いしてからいかがでしたか？**」と始める。
- **心理教育**を提供する。
- 不測の事態について話し合う。

B.　患者にとってはPTSDの感情的、身体的、認知的な**諸症状**を理解することが助けになる。治療者は患者と一緒にDSM-5の診断基準の諸セクションを読んでこれらを確認することもできる〔American Psychiatric Association, 2013; 本書第2章の表2.1〕。CAPSのインタビューや、他の症状の評価尺度のインタビューを治療中定期的に繰り返すのもまた、症状の本質の理解を強化するだろう。PTSDがもたらしたすべての社会的帰結——関係の損壊など——を確認することもIPTの観点からは大変に重要である。

C.　患者はまたPTSDが**治療可能**であると保証され得る。数々の治療法が奏功しており、現在、IPTはとてもよい成果を上げている。IPTが直接関わらない諸症状においてさえ（例：フラッシュバック）、症候群全体がIPTに反応するにつれて、改善する傾向がある。あなたはIPTが患者を救うとは約束できない。すべての治療法がみんなに効くわけではないのだ。しかし、患者が人生を回復するに当たって、あなたが助けになれることに関しては楽観的であること。たとえIPTが効かない場合でさえ、他の精神療法も薬物療法もあり、諸症状に対応可能であるのだ。これは医療上の**希望**だ。

IPTの初期の目標は生活歴、病歴を取ることを完了して、できる限り効果的に治療のための枠組みを設定し、中期で実際の治療に充てる時間を最大にするようにすることである。患者が社会的に居心地が悪く、不安で、整理がつかず、不信を抱える程度がひどければひどいほど、履歴をまとめ、前進するのに必要な基礎的な治療同盟を打ち立てるのにはより一層の時間を要するだろう。表5.2に、初期における諸課題をまとめた。

第 **6** 章

PTSDのためのIPT──中期

> 「私の舌は、腹の中のこと、そのまま喋るのです、怒り
> だろうと、何だろうと。それを無理に押し殺せば、き
> っと破裂してしまう。この胸が。」
>
> ──────シェイクスピア『じゃじゃ馬ならし』第4幕、第3場

　いったん治療者がフォーミュレーションへの患者のはっきりした同意を得た
ら、治療の第2段階に入る。ここには大体第4〜11セッションが充てられる。
治療者と患者は、対人関係上のやりとりにおける感情の読みと、患者の対人
関係機能の改善のために、対人関係上の問題領域に焦点を当てる（「**悲哀**」、
「**役割の変化**」、あるいは「**役割をめぐる不和**」）。社会的状況での対応の成功
体験（例えば、同僚あるいは家族とのうまくいったやりとり）はきっと環境
をコントロールできるという患者の感覚をより増して、症状の緩和につなが
るだろう。IPTのマニュアルでは［Weissman et al., 2007］、特定の目標と戦略がそ
れぞれの問題領域について詳述されている。これらの意味はPTSDへの適用
においても変わることはない。

　「**悲哀（複雑化した死別）**」については、目標としてはとりわけ喪の嘆きを
しやすくすること（カタルシス）、そして重要な他者が残していったままの空
白状態を、新たな諸関係と諸活動で満たしていくことになる。死別自体は精
神医学上の障害ではないものの、「複雑化した死別」はまさにそうである。さ
まざまな症状の中には尋常ではない多様な悲嘆、例えば過剰な罪悪感や希死
念慮などがあるかもしれない。重要な他者の死が、故人と、故人との失われ
た関係についての、耐え難いアンビバレントな感情につながっている可能性
もある。これらの感情の結果、患者は全く喪を嘆かなかったり、あるいは逆
に慢性的に、一種の習慣としてとりつかれたかのように嘆きを続けることも

ある。心の平安な一瞬や楽しい瞬間さえも亡くなった人への裏切りに他ならないと感じるような、過度の罪悪感を抱くからである。しかし、どちらの姿勢も適応的ではない。

大うつ病性障害のためのIPTにおけるように、「悲哀」に対するPTSDのIPTでは、ポジティブなものであれネガティブなものであれ、亡くなった人物への患者のさまざまな感情を探っていく。死因もまた（あるいは多分）患者の症候群を定義付けるトラウマとなる出来事と関連していることが多い。治療者はトラウマそのものに焦点を当てるのではなく、関係に焦点を当てる。通常は患者にとって、故人および故人との関係において、自分が何を好んでいて、何を恋しく思っているのかを詳述する方がまずは容易である。治療者は愛着を引き出し、そしてよりポジティブでない多様な感情も徐々に探って確認していく。治療者から患者へのメッセージは以下のようになる。「亡くなった人について嫌悪や憎しみを抱いても大丈夫である。それは自然なことだ。特に自分に近しい人間に関してはおそらく特にそうだ。そしてあなたの感情を語ることはつらいかもしれないが、決して危険なことではなく、それに対処することで安心が確保されるかもしれない。」

これらのさまざまな感情が表れてきたら、**治療者にとって重要なのは、この力強い感情を中断しようとする不安な誘惑に打ち勝つことである**。治療者の仕事は患者への手本となって、さまざまな強い感情には耐えることができ、理解することができ、そしてそれらは通り過ぎていくものであるということを示すことだ。一般的に喪失に対処する中で患者はカタルシスを得て、それを一層よりよく理解するのである。同時に治療者と患者は、どのように患者が現在の日常生活で対人関係上のやりとりを営んでいるか、どのようにPTSDがその妨げになる形で影響しているのかを見ていく。典型的な場合では、トラウマを引き起こすような愛する者の死の後で方向性を見失ったように患者は感じていて、新たな方向性と関係の構築を必要としており、一般的にはこの作業を治療経過の中で達成し始めるのだ。

「**役割をめぐる不和**」においては、患者は公然とあるいは暗黙裡に、重要な他者と争っている。配偶者、家族、友人、上司、または同僚。しばしばこれはトラウマとなるような出来事の帰結であるか、少なくともそれによって悪化したものである。治療者と患者はその関係が本当に行き詰っているのかどうか（患者は一般的にそう感じがちなので）、また患者にとってこれを解決で

きる対人関係上の戦略が存在するかどうかを判断する。その不和とは何だろうか？　患者は何を欲しているのだろうか？　患者はかつてその解決を試みたことがあっただろうか？　他になしうることはなんだろうか？

　これらの対人関係上の葛藤をIPTにおいて「役割をめぐる不和」と呼ぶ理由は、よき関係とはお互いの妥協の上に成り立つという原理がそこでは歪んでしまっているからである。2人の人間が何もかもに合意することは決してない。だからこそお互いが一定程度は、望むらくはバランスのとれた見返りを得た上で、妥協することになる。しかしある種の関係にあっては、これが不公平になる。一方の人物は自分に必要な満足を求めることが可能であり、他方の人物が自分の身を割に合わないまでに削って相手の満足を提供してしまうことがある。うつや不安を患う患者がいかに自分を不十分に愛されるに足らない厄介者であると感じ、自分のニーズを言ってみることや、他の人物のニーズを拒むことに困難を来しているかはご存知だろう。しかしこのような関係の中で、患者は自ら苦しみ、しばしば鬱憤を感じ、自分が十分評価されておらず、どうしようもなく救いもない、と感じている。IPTではこのような患者たちが、まずはその満たされない希望や嫌悪をはっきりと認識できるよう助けて、それを肯定した上で、ロールプレイを用いて患者が**関係を再交渉してより公平なバランスを設定**できるように準備することを助ける。ここでのIPTの目標は「役割をめぐる不和」の改善か、それがうまくいかなければ関係を終結させることになる。この終結は「役割の変化」を早めるものである。「役割をめぐる不和」は、ほとんどカップルセラピーの片方に対して用いられているが、社会スキルを発展あるいは再発展させるすばらしい機会でもある。

　「役割の変化」においては、患者は自分には**混沌**として感じられるものが、**変化そのものである**と認識する必要がある。新たな役割を認識しその可能性に適応して古い役割の喪失を嘆き、手放す必要がある。客観的に悪い出来事があった場合であれ（特に、HIVへの感染を知ること［Markowitz et al., 1998］）、患者自身でさえそのような変化のより明るい面を見ることができる。「役割の変化」はPTSDに付き物である。人生での苦しい出来事が起きた後、暮らしに対する患者の見方が変わってしまう。そしてさらにまずいことには、その後PTSD患者の諸症状と対人関係上の困難が進行してくる。ここでも治療の焦点は、対人関係上の喪失／変化の帰結に置かれ、またどのように患者が社

会的サポートと対人関係上の能力を再び獲得できるかに置かれる。

前述したように、4つ目の対人関係上の焦点、「**対人関係の欠如**」はライフ・イベントを欠いている患者を定義するものだ。これは定義に最も困難があるIPTのカテゴリーであり、予後も最もよくない。PTSD患者を治療することにおける利点とは、このような患者でも、定義上ライフ・イベントを有していることであり、ここではこの「対人関係の欠如」というカテゴリーは全体として避けてもいいだろう。

PTSD患者は、大うつ病患者や気分変調性障害患者同様に、多くの場合怒りのような諸感情を「悪い」ものと感じていて、それらを表現したり、認識することにさえ困難を覚える。しかしこのような感情は人間の反応として避けがたいものであり、そしてこれらこそが潜在的に、自分の対人関係上の状況でいったい何が起きているのかを患者に示してくれるのだ。「対人関係上の役割をめぐる不和」においてこれらは頻繁に生じてくる。人々は自分が攻撃されたりジャッジされたりするときに怒りを感じる。この感情を無視したり押し込めたりすることは、多くの場合、自分を不安にさせたり居づらく感じさせたりするものだ。さらには、他の人物とのやりとりが気まずく終わり、誰であれ患者を悩ませる者の側でも、自分の行動が患者を傷つけ、受け入れがたいものであるという、患者側からの手がかりが得られないままになってしまう。望ましくない対人関係パターンがこうして続くことになってしまうのだ。

治療者はこのような状況での患者の感情を**明確**にし、**肯定**し、**正常なものとして受け入れ、それらを表現する選択肢を探り**（言語的に）、**ロールプレイ**をしなければならない。これらのステップを1つずつ進めることは重要である。患者がそれらの感情にしっかり耐えて認識できるまでは選択肢を焦って探ってはならない。治療者としては、さまざまな感情を回避する必要があるという考え方、強い情緒が露わになったときにはそれを避けて治療者や患者が速やかに次に進むべきという考え方などは、決して伝えてはいけない。むしろそのさまざまな感情と共にあり続ける方がよいのだ。感情に耐えられるよう（それらが決して危険ではないことを示しつつ）、理解できるように、である。

ある種の場合で有用な1つの概念に、**ルール違反（トランスグレッション）**という考えがある［Weissman et al., 2007］。ある種の諸行動は、社会規範（公式で

あれ非公式であれ存在する社会の法）を破るものである。このような環境下では、ルール違反をされた**誰もに**怒りを感じる権利がある。誰もが謝罪を求めてよいのだ（それ以上の見返りはないにせよ）。このようなルール違反の例には、粗暴さ、裏切り、嘘をつくこと、暴力行為などが特に含まれる。このルール違反の概念は——広く一般に違反とされている行為は——注意深くなりすぎ、受け身になってしまっている患者たちに、社会の法が自分たちをサポートしてくれるのだと感じさせてくれるだろう。これは、ルール違反者に向き合い、その相手との不適切な関係を再交渉するよう患者を励ます、重要な枠組みの再設定になるかもしれないのだ。

セッションの構造

1. **会話を切り出す。**最初のセッション以降は「**前回お会いしてからいかがでしたか？**」と毎セッションを始める。これで前のセッションからの経緯を引き出して、直近のライフ・イベントと関連する感情に焦点を当てる。これらを探ることは患者が感情と生活機能を結びつけるのを助ける。もし前回のセッション以降に起きた出来事を取り上げて、患者がこの問いかけに答えてくる場合は、治療者はどのようにそれが患者の感情と症状に影響したかを尋ねる。そうでなくもし患者が先の質問に対して、気分あるいは症状の変化を挙げて答えてくる場合は、治療者は諸々の出来事について尋ねる。このように最初の2つの問いかけを通して、治療者と患者は、ここまで影響を及ぼしてきた、話し合うべき最近の出来事を特定していくのだ。これこそがよい精神療法のすばらしい基盤であり、IPTの本質である。

2. **何が起きたのか？**　次のステップでは何が起きたのかを探る。どこで物事がうまくいったのか？　それともうまくいかなかったのか？　その状況の中で、患者としてはどういうことが起きてほしかったのか？　患者はどう感じたか？　対人関係上のやりとりでの成功を患者が報告してきてくれたときには、治療者は**サポート**と**強化**を与える（「頑張りましたね！……そうした後どう感じられましたか？」）。もし患者が挫折に傷ついていた場合は、治療者は共感を示す。そして治療者と患者は、どのよ

うに現状のPTSDがそのやりとりに関与してきているかを探る（さらに
これらのやりとりがどのようにそのような症状を長引かせてしまってい
るかも探る）。

　ちょっとした対人関係上のやりとり——些細なものであっても患者の気分
や苦痛、自信に感情的な影響を与えるものだ——がどのようなものであった
かを再構築するに当たっては、何が起きたのかを患者が整理し、その記録を
本質的に再現できるように助ける必要がある。

　　「どうおっしゃったのですか？……相手はなんと言ったのですか？……そ
　　れからどう感じられましたか？……そしてどうおっしゃったのですか？」

　この組み合わせの問いかけを必要なだけ何度も繰り返し（これはIPTの術
語では**コミュニケーション分析**と呼称する）、そのやりとりを再構築する。こ
うして治療者が集めた情報は、患者と治療者双方のさまざまな水準での理解
を助けるものだ。

1.　患者が、重要な存在であろう家族、友人、同僚とその都度どのように対
　　人関係上のやりとりを交わしているかについての感覚が、治療者にも得
　　られるだろう。やがて、患者の人生から聴き取れるこれらの細かい会話
　　場面の積み重ねは、患者が提供できるどんな総括よりもずっと詳細で正
　　確に、患者の対人行動を描き出すものになるだろう。

2.　最初のうちは患者にとっては、起こってくる感情を認識することは難し
　　いかもしれない。その困難はPTSDによる麻痺と感情的回避による。対
　　人関係上のやりとりを物語るというこの経験は、だからこそ感情調律に
　　あって非常に重要な経験を提供するのだ。
　　　「彼がそう言ったとき、どう感じられましたか？……衝撃的でしたか？
　　……どのような種類の衝撃でしたか？　その感情を名づけるとすると？」

　患者はネガティブな感情、例えば、怒り、悲しみ、不安のようなものの間
の区別が徐々にできるようになるだろう。これらはすべて、患者が語ってい

る対人関係のやりとりの中で何が起きているのか、それぞれに異なることを治療者と患者に教えてくれるものなのだ。これらが重要な感情に関する語彙を組み立てていく。この語彙を組み立てることこそが重要な達成であり、将来、患者が自分の対人関係生活において対処していくうえで不可欠なものである。

3. 患者がやりとりにおいて感じたこと（「どんな気持ちになりましたか？」）についての報告と、患者が相手に言ったこと（「それで、あなたは何と言ったのですか？」）の不一致や矛盾を聞いていく。例えば、患者は怒りを感じたが何も言わなかったのか？　私たちはそのパターンをまさにPTSDの結果と予想できるだろう。そのような行動は多くの場合、患者を不安で居心地の悪い状態のままにしてしまう。そしてその怒りは、結局はまるで異なった、些細で不適切な状況において沸騰してしまいかねない。こうなってしまうと、患者は自分の感情がコントロールできず、さらに厳しく抑える必要があるものだと結論付けることになってしまうだけである。その一方で、治療者が検証しているやりとりでは自分の気持ちを表現しないので、患者は相手にやってほしいことややってほしくないことを伝えず、「役割をめぐる不和」を長引かせてしまう。つまり、あるやりとりにおいて患者がどう感じるのかを問うことそのものが重要であるのだ。しかしそれに加えて、何であれ、患者が何を感じるかと何を言うかの間のずれにもさらなる意味がある。IPTでは**患者の感情を肯定**し、それらを表現することを励ます。

　それによって、今後のやりとりの姿勢が明確化されるので、患者に「できる」という感覚を与え、起こることへのコントロール感覚を与えることができる。

4. **感情に耐えること**。上記のプロセスでIPTが**コミュニケーション分析**と呼ぶものが可能になる。報告されたやりとりの中で何が起きたのか、どのように感じたのか、その中でどう行動したのかを、はっきりさせるべきである。また、対人関係上のやりとりに対する感情的反応を正常なものとして受け入れられるよう、治療者は助けることができるはずである。感情調律はIPTにおいて重要な役割を果たすが、PTSDのためのIPTで

は特に大きな役割を有する。患者は麻痺あるいは無感情を述べ、さまざまな強い感情を危険と結びつけがちだ。ここでも治療者は、さまざまな強い感情を抱くことは気分の悪いことであるが、危険なものではなく、患者がそれらとただ共にあればやがて過ぎ去ってくれる、ということをセッションの中で示すことで、患者の手本となれる。さらにこれらの感情は、その人との関係において何が起きているか、患者にとって信用できる、また信用してはならないのが誰なのかに関する大切な目印であるのだ。そして、治療者側でも、特に診察室内で強い感情が起きてきた場合に、他の選択肢を探りたい誘惑に駆られるかもしれないが、ここでも焦ってはならない。

　患者を十分に長くその感情と共にいさせ、それは意味があるものであり、有害なものではないことを認識してもらう（行動主義者はこれこそが一種のエクスポージャーであり馴化だと論じてくるだろう。確かにそうである。しかしこのようなエクスポージャーは、大概のPTSDのための行動療法を構成しているエクスポージャー実践の、段階的で計画的な階層からは程遠いものだ）。感情的なセッションは一般的には、たとえ疲労を感じるにせよ、よいセッションである。そして感情について熟慮する患者の能力を育ててくれる。

　患者が描き出す対人関係上のやりとりに対する治療者自身の感情的反応は、治療者側に応答へのテンプレートを提供してくれるに違いない。もしあなたが患者の身になって怒りあるいは悲しみ、不安を感じる場合――もし自分がその状況だったら感じるのであれば――それはおそらくは治療者側に正常な感情的反応について教えてくれるものだ。

5.　**選択肢。**患者が報告してくるやりとりにおいて、どこがうまくいったか、どこがうまくいかなかったかをはっきりさせた後、治療者はまず患者がそのやりとりのリスクを冒したことを支持してみせ、そのやりとりで患者が適切に用いたスキルを何であれ強化する。

　　「よく勇気をもってやりましたね。この出来事で、自分でよかったと思えるのはどの部分でしたか？」

　もし交渉がうまくいかずに終わった場合は、治療者は共感的にまた支持的

に、なぜそうだったかを患者が探るのを助ける。

> 「よくがんばりましたね。どういった感じでしょうか?……こういう結果
> で落ち込まれるお気持ち、よくわかります。どこがうまくいかなかった
> とお思いになりますか?」

その状況に対する患者の感情的反応を正常なものとして受け入れた後——
患者が、悲しみの感情は愛する者との別離を反映しているのだと、あるいは
怒りの感情は不当な扱いを受けたことを反映しているのだと認識できるよう
助けた後——治療者はその状況で患者が用いることができるであろう、**他の
さまざまな選択肢**を探ることができる。

> 「もしこういったことがまたあったら、今度は他にどんなことができるで
> しょう?」

患者はきっと他に選択肢などないと主張するかもしれない。しかしそれは
まず真実ではない。どんなに限られていたり困難であったりするにせよ、他
の選択肢は存在するのだ。そして治療者側から示唆するのではなく、患者自
身が選択肢を提案できるよう励ます。それは患者に、より自信を持たせるこ
とになる。麻痺し不安で救いがないように感じている患者には探し当てるの
が難しいが、新たな選択肢はいつも存在しているのだ。患者を助ける選択肢
とは、患者がどう感じていたか——例えば、怒り——をその環境での適切な
社会的シグナルとして治療者が肯定することから始まる。

> 「そこでどのように感じておられましたか?……(彼女の行動に対して)
> あなたがそのように感じたのは理にかなっていたでしょうか?」

ある種の患者には、誰かが攻撃してきた場合には怒っても大丈夫だ、その
ようにしてしか他の人は自分があなたを攻撃したと気づけないだろうし、あ
なたがちゃんと言うことがそんな行動を止めることになる、ということを、
繰り返し、優しく(説教がましくなく)心理教育的強化を繰り返す必要があ
るかもしれない。

実行可能な選択肢の中には、気持ちを言語化することが含まれる場合が多い。その気持ちとは、治療者の助けによって患者が新たに認識し、合理的で正常かつ意味のある感情的反応であるとみなせるようになったものである。しばしばこれは望みを伝えることや（「私はこうしたいんです」）、ネガティブな行動に立ち向かうこと（「あなたがそんなことをするのは困るんです」）を意味する。

　治療が進展するにつれ、セッションで患者はどんどんポジティブなやりとりの報告をするようになってくるだろう。つまり、患者が自分のニーズを表現して他者からポジティブな応答を得たり、あるいは望まない行動に立ち向かって、相手を謝罪させたり退かせたりすることに成功したやりとりなどだ。こういったときには、患者を祝福し適切な行動を強化して、成功した対人関係行動と気分がよくなることとの結びつきを強調することが重要だ。

　　「すごいですね！……それでどうやってそれをやりとげたんですか？……
　　将来そのアプローチを使って気分を改善できませんか？」

6.　**ロールプレイ**。患者が実行できる選択肢を持ち出してきたら、治療者はこの機会を用いて**ロールプレイ**を行い、患者がその予行演習を行うようにできる。ロールプレイには「さあ、ロールプレイしましょう」と人工的環境を設定するよりも、あなたが相手役をして、患者が提供してくれた状況と対話を用いてごく自然にとりかかるのが最善である。うまくいけば、患者はそれを新たな方向に取り入れるだろう。いったん患者にそれができた場合、治療者はロールプレイを停止してそのくだりを再現し、その**内容**や**トーン**の双方において患者の反応をはっきりさせていく。
　　「（そうおっしゃって）どんな感じがしましたか？」
　　（つまり、より直接的、あるいは自分の意見を述べる形で話してみてどんな感じなのか？）
　　「おっしゃりたかったことが言えましたか？」
　　（もしそうでない場合、患者は他にはどんなことを付け加えたり言ったりするべきだろうか？）
　　「ご自分の声のトーンはどうでしたか？　こうしてみてどう感じられましたか？」

一部の患者は怒りを表現することは自分が「意地悪い」あるいは「悪い」ことを示してしまうと心配する。ロールプレイはそんな患者たちにそのトーンの調整を練習する機会を与えることになり、そうするとその口調もそれほど丁寧すぎたりおとなしすぎたりすることもなく、またそこまで怒りっぽくも爆発のようでもなくなっていく。行ったロールプレイについての患者の自己評価を聞いたり、治療者が思慮深いコメントを付け加えたりしながら（これは質問形式で言うのがベストだ。「Xに対処したこのやり方をどう思いましたか？」）、患者自身にしっくりくるようになるまでロールプレイを繰り返すことができる。

何かがあったときへの準備をしておくことも大事である。治療者はこう尋ねてみてもいいだろう。「もしこんなことをおっしゃったら、マークさんはどう切り返してきそうですか？」

患者は想定外の答えを持ち出してくるかもしれない。そこで治療者はそれをさらなるロールプレイに組み込んでいくことができる。もし患者のパートナーに過度に怒る傾向がある場合、その患者はどのように対応しているのだろうか？（「どのような選択肢がありますか？」という質問によってロールプレイを進めていけるだろう。）より多くの対応手段を提供して、より患者が安心できれば、各セッションの間に患者は実際の対人行動にロールプレイを適用していけると感じられるようになる。

したがって、セッションの最初の質問に対する回答として、患者が報告してくる出来事や気分がポジティブなものであろうがネガティブなものであろうが、こうしてセッションは対人関係上の機能の探索と対人関係上のスキルの増強につながっていくに違いない。たとえ悪い結果の報告でも、建設的な探索や新たなプランをもたらすに違いないのだ。患者が成し遂げたことへの祝福を惜しんではいけない（患者にはそういった強化が必要なのだ）。また、失敗したことへの共感も惜しんではいけない。どちらの介入にせよ、真実の気持ちが伝われば、治療同盟を築く助けになる。患者が苦しんでいる中、その患者が対人関係上のリスクをとることは勇敢であると認識するのだ。IPTでは正式な宿題は一切出さないが、しかしその治療の枠組みの焦点自体があ

る1つの課題を成している。例えば、期間限定の治療中に「役割の変化」を解決することが必要である、というように。だからこそ、ロールプレイには暗に、人生で遅かれ早かれ患者が用いたいと思うアイデアがあるのだ。

それゆえ、治療の焦点は重要な他者あるいは見知らぬ人との日常でのやりとりに置かれる傾向がある。家族、友人、同僚、医師、あるいは道やコンビニで出くわす人とのやりとりで患者はどう対処するのか？　特に感情をはっきりさせることに焦点を当てる。さまざまなやりとりをした人々について、漠然とした「誰か」ではなく、はっきり名指ししてもらう。やりとりの「まとめ」ではなく具体的な会話を尋ねる。これらの小さなやりとりこそが、患者にとっては、さまざまな気持ちやニーズを状況に応じて適切な方法で表現する機会を提供するのだ。そうやってこれらのやりとりをうまくこなせれば、患者は、PTSDによって自分が信じてしまっているよりも、世界がより安全で対処可能であるという気持ちを得られるに違いない。もしこれらのやりとりがうまくいったときには、治療者は患者の適用した対人関係スキルを、常に気分とライフ・イベントとのつながりを示しつつ、強化する（「本当にうまくできましたね！　きっとご気分も少しよくなったのでは！」）。

その翌週また患者がやってきたら、いつも通りの問いかけで治療者は切り出す。その問いかけによってまた別の対人関係状況が語られることになる。それは中心となる問題領域とつながっていること、前回のセッションをアップデートするものであることが望ましい。もし患者が状況にうまく対処できていたら、患者はより気分がよくなるだろう。そして治療者もその利点を強化できる。そうでない場合も治療者は共感し、戦略を練り直し、対人関係上のさまざまな問題に取り組み続けるよう患者を励ます。筆者は患者を「リスクをとって生きてください！」と励ましている——もちろん無謀な試みを冒すのではなく——しかし、始めのうちは対人関係上の適切なリスクをとることでも危険に感じられるかもしれない。

振り返っておくと、各セッションでの一般的な進展は以下のようなものであるべきだ。

1．感情を動かされた直近の出来事を特定し、その結果を見定める。

2．その出来事の最中での、そしてその出来事についての患者の感情をはっ

きりさせる。患者に自分の感情を名づけてもらえるよう助けることは、有用なスキルを磨くことになる。ここでも強い感情を妨げてはならない——治療者が介入する前に、患者自身にさまざまな強い感情が有用かつ意味があると体験してもらう。

3. それらの感情を肯定する。通常、治療者は患者の感情に重きを置きサポートすることが可能だろう。ある出来事から明らかになる感情は、直観的に予想可能な傾向にある。患者がある出来事に違和感や混乱した反応を報告してきたら、その感情を探り、患者の視点からその状況を理解し、その反応に対して何ができるかを検証することには価値がある。もしも患者が罪悪感やPTSD関連の反応をするのであれば、それは症候群の症状であると明言することができる。

4. これは報告されたやりとり次第である。
   a. もし物事がうまくいった場合は、**患者が適用した対人関係上の行動をサポートする**。患者の成功を祝福する。強制的になったり甘やかしすぎたりしない限りはチアリーディングしても大丈夫である。
   b. もし物事がうまくいかなかった場合は、**共感し、患者の感情をはっきりさせる**（その出来事を矮小化したり、否定したりはしないこと）。それから、物事がうまくいかなかったことを認識しつつ、**患者と対人関係上の他の選択肢を探る**。実行できる選択肢が定まったら、その**ロールプレイ**を患者と試みる。通常、これはいきなり患者に自分自身を演じさせ、ロールプレイを始めることを意味する。わざわざ治療者がそう告げると患者がわざとらしく思ってしまうので、ロールプレイに自然に移行していくためには、患者の気持ちをはっきりさせて、それから患者にその気持ちを他の人に向かって表現してみるかどうかを持ちかける、というやり方も有効だ。あるいはこう問うてみる。「それでは、ご自分の心の中（空想）では、どのようにそれに応えるのでしょうか？」。患者自身が気づかぬうちにこうしてロールプレイに持ち込めるだろう。

5. **テーマの継続性**は治療に一貫性を感じさせる。「複雑化した死別」「役割

をめぐる不和」「役割の変化」という考え方について、しょっちゅう力説してはいけない（あるいは毎セッションごとであれ。もちろん）。しかし適切な場面で、どのようにPTSDの諸症状が機能を妨げてしまっているか、あるいはどのように患者が「役割をめぐる不和」や「役割の変化」に対応しているかを患者に思い起こさせることは、諸事態をまとめる助けになるかもしれない。治療者はこの作業を、セッションの終わりのまとめで行うことができる場合もある。

テーマとなること

　PTSDのためのIPTの典型的なテーマにはレジリエンス（回復力）を強調するという考え方も含まれる。
「人生を取り戻しましょう！」
「あなたは何か恐ろしく予期せぬことに見舞われてきたのですが、ご自分の環境については相当コントロールできるのですよ」
「あなたはサバイバーです」
（Primo Leviは、彼のアウシュヴィッツでの過酷な経験が、彼を「より成熟させ強くもした」とし、それを「通過儀礼」だったと書き残した。[Levi, 2003]）

　対人関係上の状況を検討し、患者の諸感情とそのような状況での行動の選択肢を探り、その選択肢が患者の対人関係上の環境へのコントロール感覚を回復できるかどうかを検討する。このようにすることで、感情の適切な解放、社交による利得、そして症状の軽減が可能になる。患者の感情が改善するにつれ、自然と自らエクスポージャーを試みるようになることもある。しかしこれは治療の焦点ではない。IPT治療者が支持し奨励する立場は、患者の過去のトラウマが相当に悪いという見方に立つことである。過去が患者の現在の親しい関係性や、他の対人関係上のやりとりにおける機能を妨げているのは、まさに「**傷口に塩をすり込む**」状態だ。
　患者が自分の人生をコントロールできていなかった、遠い過去の幼少期のトラウマを報告する場合の治療においては、その状況における苦痛を認識しつつも以下のように言及することが助けになるかもしれない。「そのときはそ

のときだったんです。**今は今なんです**」。今では大人である患者は、対人関係上のやりとりにおいて子どもの頃よりもコントロールを有しており、異なった形でそれらに対処できるのだ。これは患者を過去から現在に再方向付けするにはよい対応かもしれない。

　IPTはPTSDを、感情と対人関係上の環境に焦点を当てて治療するのである。直接、症状自体をターゲットにすることによってではない。直近の対人関係上のやりとりについて語る中で、患者がフラッシュバックあるいは他の症状を報告する可能性もある。その場合は、治療者は患者にそれらがPTSDの諸症状であること、それも患者が対人関係上のコントロールを回復するにつれて消失するであろうことを思い出させる（これは私たちの研究でも見られたことだ [Markowitz et al., 2015]）。そのような症状はランダムにではなく、ストレスのある現在の生活環境との関わりで現れてくることを指摘するのも価値があるだろう。例えば、不明瞭さや、不信感を抱きつつ友人に会いに行くことなど。気分とライフ・イベントは、大なり小なりトラウマの水準と相互関連しているのだ。治療者としては（例えば、生物学的、認知的、あるいは他の形で、患者が経験しているであろう症状に対するフォーミュレーションなどを持ち出すよりも）対人関係上のテーマの焦点を維持する必要があるのだ。

　ここまでの短い説明は [Weissman et al., 2007を凝縮したものだ] IPTが焦点化されてはいるものの、過剰に構造化された治療ではないことを描き出しているに違いない。その感情と社会的機能の重視は、なぜ患者たちがIPTを受ける中で社会的スキルを獲得できるのかを説明している。

　IPT治療者は、サポート、明確化、そして現実的な医学的楽観主義を提供する。治療者は対人関係上の文脈での患者の感情を正常なものとして受け入れ、そして（期間制限に助けられて）患者を実生活での人々とのやりとりにおける実際的問題に挑み、解決するように励ますのだ。治療者は友好的な同盟者の役割を引き受けて、比較的リラックスした立場をとる。また場合に応じて自己開示を提供し、医療的に許される範囲で助言する。だが夢の解釈はしない（もし患者が夢を持ち出してきた場合は、対人関係についての明らかな内容を探るよう簡単に助けることはできる）。転移も解釈しない [Markowitz et al., 1998a]。行動上の宿題も出さない。そしてトラウマを思い出させるものへのエクスポージャーを正式に奨励することもしない。

私たちの臨床研究では、IPT治療者たちにこう話した。「みなさんは、患者さんたちがトラウマを思い出させるものに自然に直面することをやめさせようとするべきではありませんが、またそのように奨励すべきでもありません」。その臨床研究でのIPTの目標は、トラウマを思い出させるものへの標準的なエクスポージャーとは異なったPTSD治療のアプローチである。IPTは患者の過去のトラウマの再構築、再体験、直面ではなく、現在の生活での対人関係上のやりとりに焦点を当てるべきなのだ。

第7章
PTSDのためのIPT——役割の変化

「いかなる言葉をもってしても語り得ず、どのような心でも耐えられず、どうやっても書き記せない、そのような惨状を今朝私は目撃した。」

―――――――北軍大尉ジョン・タガート、ペンシルバニア第9アンティータム予備隊、1862年9月17日

「昔の生活を捨てて、前に進む、振り返らない、後悔しない、そういう時があるって、いつも言うんですよ。そうでなきゃ、いつも悲しいだけでしょ、いつも何かを失ってゆくんだから。人生なんてそんなもんでしょ、不運にあんまり打ちのめされてしまうと、新しいチャンスがやって来ても見えないもの。」

―――――――スーザン・ソンタグ『火山に恋して』（p.402、ピカドール社、ニューヨーク、1992年）

　大概のIPTのマニュアルは対人関係上の問題領域の構成を、まず「複雑化した悲哀」から始めて進んでいく。私たちのRCTでは、40名の患者をランダムにIPTに割り当てた。そのうち38名は実際に治療を開始してその焦点に合意した。この38名の中で、30名は「役割の変化」について治療を受けた。PTSD患者にとっては、「役割の変化」が最も一般的な対人関係上の焦点となる問題領域であったからであり、私たちはここでも「役割の変化」から書き起こしていく。本章および残りの章は、諸症例に基づいてこの焦点となる問題領域を描写していく。すべての症例では患者の秘密を保護するため、名称他は伏せられている。

症例1

　マーティナは25歳の白人の事務職員で、4年間以上にわたってPTSDと大うつ病を患ってきた。彼女の主訴は以下のようなものである。「私はなんだか変で、自分が切り離されてしまったような感じがするんです」。彼女は危うくあの世界貿易センタービルの瓦礫で落命するところだった。幸運にも彼女は仕事に遅刻していたのだが、マンハッタンのダウンタウンからの徒歩での脱出行には巻き込まれたのだ。あの大惨事で彼女は職を失った。その1か月後、2001年10月、自分のマンションのロビーでナイフ強盗に遭った。強盗は彼女のブリーフケースを強奪した。その中に2年間にわたって書き綴ってきた小説を収めた唯一のフロッピーディスクが入っていたのだ。彼女はDSM-IVにあるPTSDの診断基準に完全に当てはまっていた。とりわけフラッシュバック、過度の警戒心、解離、他者への猜疑心である。彼女のCAPS［Blake et al., 1995］でのスコアは60であり、深刻なPTSDを示していた［Weathers et al., 2001］。また彼女はやや深刻な大うつ病エピソードの基準にも、ハミルトン抑うつ評価尺度［Hamilton, 1960］での24の項目中、23のスコアで当てはまっていた。彼女は何を楽しむにも困難を覚え、恐怖を感じ、他の人々に不信感を覚え、人生を望みのないものと感じていた。結果として、自分に起きた一連の出来事を理解してくれないように思えた恋人とも別れた。

　治療者はこれらの履歴を最初の2セッションで集め、対人関係質問項目をまとめてみた。マーティナは3人姉妹の末っ子だった。彼女はそれ以前のトラウマについてはなかったと言った。子どもの頃から、彼女はたいてい受け身がちであり、他人との関わりを回避していた。対立を全く好まないこと、自分の感情を内に秘めておく方を好むこと、他者とはより受動的で自分の意見を言わない役割をとってきたことを、彼女は治療者に明言した。複数の友達がいたこともあり、偶発的なちょっとした出会いもあったが、他の人々と親しくなることにはいつも困難を抱えていた。彼女が信頼できるとする人物は皆無だった。

　彼女は注意深く物静かな白人女性で、ほぼ彼女の実年齢相応に見えた。身なりはよく整っていて、やや大人しい地味な服装だった。その動きは少しイライラしていて、語り口は柔らかく控えめ、流暢で抑圧はなかった。アイコンタクトは避けていた。気分は不安かつ憂鬱であって、制限された最小限の

感情反応しかなかった。彼女の考え方は目標志向的であり、その証拠に自分の失敗についての反芻（「私は弱い人間なんです」）が目立った。彼女は計画や意図はないものの受動的な希死念慮を報告してきた。感覚は全く明晰であった。

　彼女の最近のトラウマの文脈の中で、マーティナは彼女の家族と話して「ある程度の」サポートを受けたことを報告した。家族たちの反応は、少し耳を傾けて、彼女の話を打ち切り、元気を出して乗り越えていくように言ってくるというものだった。それは彼女の予想していたもので、このやりとりに対して何らかの感情的な反応は起こらなかったと言った。彼女は同じマンションをシェアする同性のルームメイトとの同様のやりとりを報告したが、彼女は孤独で誤解された感じがするままだった。彼女は数少ない友人たちからも遠ざかり、新たに見つけた職場でも同僚と距離をとった。また彼女はもうものを書こうとしなくなり、人生が終わってしまったように、すぐそこに新たな災厄が待ち構えているように感じていた。

　第3セッションで、治療者はマーティナの状況を「役割の変化」と位置付けた。

　　治療者：今までのことについて、役に立つお話をたくさんしてください
　　　ましたね。ここまで伺ったことを私が理解できているかどうか確認さ
　　　せてください。あなたは1度ならず2度までものトラウマを経験されま
　　　した。両方とも命に関わり、大変心を揺るがすものでした。トラウマ
　　　の結果として、あなたのCAPSのスコアは60であり、あなたが重度の
　　　PTSDにかかっていることになります。とはいってもPTSDは治療可能
　　　な病です。この14週間の治療はよくなるチャンスです。それにあの出
　　　来事はあなたのせいではありません。あのひどい出来事に見舞われた
　　　のは相当に大変だったでしょうし、さらにPTSDがあなたの暮らしを脅
　　　かすのはきついことですね。それで何も楽しめず人付き合いも難しく
　　　させられているのですから。病のせいで一人きりでつらい思いをして、
　　　誰も信用できなくなってしまわれている。でも簡単な治療はあなたの
　　　人生を回復するチャンスになります。それらの2つの災難のせいで人
　　　生をしっかり楽しめなくなっている状態から抜け出すのです。私たち

の用語ではご経験された事柄を「役割の変化」と呼んでいます。あなたに降りかかった厳しい出来事があなたの暮らしを変えてしまい、誰を信頼するべきかという感覚も変えてしまったのです。この治療の残りの11週間を使って、PTSDがあなたの感情や人間関係にどのように影響しているかに焦点を絞ることをお勧めします。誰を信頼すべきか、すべきでないかを見定める力を回復するのです。私が言っていることはおわかりになりますか？

　マーティナはわかると言った。そこで治療者とマーティナは、ここからの治療で何を行うかのフォーミュレーションで合意した。IPTではマーティナのトラウマに焦点を当てず──トラウマにはもう二度と直接触れられることはなかった──しかしトラウマが人間関係に及ぼした影響に焦点を当てた。それらの関係性は、おそらくもともと強いものではなかったにせよ、PTSDの環境下でさらに彼女から遠ざかったのだ。治療者は14週間にわたる、毎週1回50分のセッションを設定した。そして彼女に病者の役割を与えた。

　　誰だってそんなことに出くわした後はベストな状態ではいられません。あなたはひどい衝撃を受けたのです。症状のスコアがそれを示しています。あなたご自身、自分は機能するのが難しいと勘づいているのではないかと思いますから、ご自分を少し休ませてはどうでしょうか。インフルエンザにかかって調子が悪いときのように。
　　実際、PTSDはインフルエンザよりもっときついものなのです。治療に私たちが取り組んでいくにつれて、きっと徐々に気分もよくなり、よりよく機能できるようになります。定期的に評価尺度で回復の具合も確認していきましょう。

　このフォーミュレーションに双方が合意することで、マーティナと治療者はIPTの治療中期に入った。マーティナはまだイライラしてためらいがちに見え、ある種の不安と憂鬱を認識しており、その上、さまざまな感情からの解離も報告していた。治療者は毎セッションをこう切り出して始めた。

　「前回お会いしてからいかがでしたか？」

マーティナの社会生活はPTSDのために委縮してしまっていたので、この質問には日々の小さな出来事を答えがちだった。治療者は尋ねた。

「それでどんな感じでしたか？」

　　マーティナ：わかりません。何も感じなかったんです。……たぶん少しイライラしました。

　治療者はそれから探っていった。「どのような種類のイライラですか？……その感情を名づけるとしたら？」
　そして答えが出てきたら、こう尋ねた。「その状況でそう感じるのは理にかなっていると思いますか？」

　わかったことは、マーティナには職場に友人のジェイミーがいたのだが、この治療に入って数週間してから、ジェイミーは1週間の休暇をとって旅行に出かけたということだった。マーティナはその間ジェイミーの抜けた穴を埋めることを承知して、結果として彼女の負担は倍になった。それからジェイミーがその週末に電話してきて、マーティナにもう1週間、代わりを務めてくれないかと頼んできた。マーティナは黙って引き受けた。治療の中でこのことについて話したマーティナは「大したことではありませんから」と言った。2週間の終わりに、ジェイミーはまた電話してきて、さらにもう1週間の自分の穴埋めを依頼してきたが、マーティナは自分が利用されているように感じ始めた。

　　マーティナ：彼女に優しくしてあげたいんですけど、この件について少し気分が悪くなり始めているんです。〔沈黙〕
　　治療者：どうぞ、おっしゃってください。
　　マーティナ：職場では彼女は感じのよい人のようにふるまっていましたし、私も感じのよい人でいたいんです。でも彼女の穴埋めで残業を何度もしたのに、彼女の方はそれを気にもせず、感謝もしていないようなんです。
　　治療者：全くそのように思えますね。それからどんな感情が起こってき

ましたか？

マーティナ：いえ、何も、わかりません。

治療者：［驚いて見せて、待つ］

マーティナ：少し困ってしまっているんだと思います。

治療者：その感情をどう名づけますか？

マーティナ：少し鬱憤がたまっていて、少し……悩まされているんだと思います。

治療者：なるほど。それでは、ジェイミーが何度も何度も頼みごとをしてきて、それでもそのことがあなたにとって何を意味するか気づかないという状態の中、その感情は理にかなった反応でしょうか。

マーティナ：……はい、そう思います。私はほんの少し彼女に腹を立てているんです。でも自分のこの感情は嫌です。感じていたくありません。

治療者：そのことについてもっと教えてください。

マーティナ：とにかく不快なんです。自分が意地悪でよくない人になったように感じます。

治療者：あなたはその鬱憤や怒りの感情が、何の理由もなく起こっていると感じているのですか？　それとも、その感情には理由があると思いますか？

　患者と治療者はジェイミーがルール違反をしたかどうか話し合った。「一線を越えて」あまりに多くをマーティナに頼んできたのではないか。治療者はこの感情を正常なものとして受け入れるよう働きかけた。

治療者：おそらく、何の理由もなく誰かに怒ってしまうのであれば、それは意地悪でしょう。しかし、しばしば怒りは有用な社会的シグナルなんです。その怒りこそがあなたに誰か他の人が不適切な行動をとっていることを教えてくれるのです。そうやって、あなたは誰かがあなたをよく扱っていないことを**知る**のです。そういうとき、あなたは困らされている感じがしたり、怒りを感じたりするのです。

マーティナ：でもとても不愉快なんです。

治療者：誰にとっても怒りは少し不快です。そしてPTSDになると、それがもっと扱いづらくなるのです――怒りのような、強い「ネガティ

ブな」感情が圧倒的に感じられるからです。でも私たちは誰なら信頼できるかに焦点を当てる努力をして、そしてそれが1つの解決の手段になるのです。

　怒りを正常なものとして受け入れさせたうえで、治療者はこの怒りに対してどうすることができるかをマーティナに尋ねた。

> **治療者**：つまり、あなたの気持ちは、ジェイミーの行動について――そして不適切な行動について何かを教えてくれているんです。それについてあなたには何が**できる**でしょうか？……どのような選択肢があなたにはあるでしょうか？
>
> **マーティナ**：わかりません。私に何かできることがあるとは思えません。
>
> **治療者**：〔沈黙〕
>
> **マーティナ**：きっと友達として関わるのをあきらめることはできると思います。
>
> **治療者**：それは確かに1つの選択肢ですね。しかし、あなたにとってジェイミーは職場で一番親しい方だとおっしゃっていました。友達として関わるのをやめる前に、他の選択肢はありませんか？

　優しく背中を押した結果、治療者とマーティナは、マーティナが自分自身の感情を言葉にすることができるという考えに行き着いた。

> **マーティナ**：きっと何か言えると思います……。
>
> **治療者**：いい考えですね！　あなたはきっとご自分の感情を言葉にできますよ。何を言えるでしょうか？
>
> **マーティナ**：わかりません。不快だとか、「ジェイミー、あなたが休暇を楽しむのが悪いってわけじゃないけど、たぶんあなたはその休暇中私がこうむった影響に気が回っていないのよ。相当きつかったのよ」
>
> **治療者**〔マーティナが言葉を続けられるかどうか確認するのを待ってから〕：ご自分でどう聞こえましたか？　ご自分が言いたかったことをおっしゃることができていましたか？
>
> **マーティナ**：もう一度試させてください。「ジェイミー、まず私はあなた

第7章　PTSDのためのIPT――役割の変化

がいなかったことを根に持ったりはしないけど、そのおかげでの残業
で、私は何か——自分が利用されたように感じたの。私がどう感じて
いるかについて、あなたが気を配っていないように感じているのよ」

治療者：今度はどう聞こえましたか？　どう感じましたか？

マーティナ：よくなりました。

治療者：ご自分の喋り方のトーンについてはどう感じましたか？——ご
自分で思っていたようにできましたか？

マーティナ：わかりません。あまり強くはなっていなかったと。

治療者：もう一回試してみましょう……。

　しばらくして、より気分のよいロールプレイにたどり着き、そこではマー
ティナは注意深くより自分の気持ちを示せた。

治療者：そう、これは大きな一歩です。もしあなたがジェイミーにご自
分がどう感じているのかを伝えて、それでも彼女が取り合わないよう
なら、彼女はあなたが信用すべき人間ではない可能性があります。つ
まり彼女との友達付き合いを断念するのは理にかなっています。でも
彼女があなたの言い分に耳を傾けてくれて、謝るなどしてきたらおそ
らくはあなたは彼女を信頼できるし、友情を続けることもできるんです。

マーティナ：納得しました。

　その次のセッションではこの問題に関する言及はなかった。そこでは、マー
ティナがルームメイトについて語り、自分の家族との細々としたことにつ
いて語った。治療者はマーティナがジェイミーと対峙していてくれることを
望んではいたのだが、マーティナのペースで物事を進めるべきだとも認識し
ていた。以下、さらにその次のセッションである。

治療者：前回お会いしてからいかがでしたか？

マーティナ：実は、少しよくなったのです。

治療者：それはよかったです。あなたの気分がよくなるようなことが何
かあったのですか？

マーティナ：実はそうなんです。ご存知のように、ジェイミーに話してみ

ることについて先生と相談しましたね。ジェイミーがとうとう職場に
戻ってきたんです。私は話を持ち出すことについて緊張していて、実
際に自分からはその話を持ち出さなかったんですが、他のことについ
て会話していて、たまたまそうなったんです。

治療者：どうなりましたか？

マーティナ：そうですね、私は彼女の穴埋めをずっとしていたことにつ
いて触れることさえ、少し悩ましかったんですが、結局はある程度話
しました。練習と正確には同じではなかったんですが、相当に近いこ
とを話しました。そして、こう言ったんです。「ジェイミー、たぶんあ
なたは私にお詫びの言葉を言ってくれてもいいと思うの」と。それか
ら私は本当に緊張してしまって、彼女がこっちを見てきたんです。で
もそうしたら彼女はこう言ってくれたんです。「そう、あなたの言う通
りね。ごめんなさい。私はあなたのお人よしなところを利用していた
んだと思う」と。

治療者：すごいですね！　どう感じましたか？

マーティナ：何かを言ってみる機会を持ってみてすごくいい気分でした。
特に彼女がこちらの言い分を聞いてくれて、私が理にかなっているこ
とを認識してくれて。よりよい感じでした……きっと彼女とは友達で
い続けることができると本当に感じています。

治療者：しっかりできましたね！　勇気を奮ってリスクをとって、その
分の見返りも得られたようですね。これできっとご自分の感情を信頼
して、誰が信用できる人々なのかどうか見分けるために言葉にするこ
ともできるのでは？

マーティナ：ええ、たぶん。

　マーティナはこの時点からより症状が軽くなり、またよりオープンになっ
た。1，2セッション後、彼女は自分のかかりつけの婦人科医が検査中彼女
を雑に扱い、その間自分がいじめられ傷つけられているように感じたと報告
してきた。この医師は自分の手技を説明してきていたが、マーティナの方で
はどんなに彼女が嫌な思いを感じていたか——全体が不安で、ぼんやりと自
分から離れた感じがしたことは言っていなかった。セッションでIPT治療者
は、彼女が傷つき怒って当たり前だと言い、どんな反応をしたらよいかを探

り、ロールプレイをした。マーティナは、その翌日この医師に電話し、フォローアップの約束を取り付け——そして、自分はそういうタイプではないと思っていたので自分でも驚いたが——彼女側の不満を伝えた。さらに彼女が驚いたことに、この医師は謝罪してきたのだ。

　　治療者：前回お会いしてからいかがでしたか？
　　マーティナ：よくなりました。その理由を話させてください！

　この出来事に続いて、諸症状は減じていった。それは改善したと思われるマーティナの主体感覚、周囲に対するコントロール感覚を反映していた。これらの成功に基づいて、マーティナはさらなる対人関係上のリスクをとるようになった。例えば、自分の家族に、以前、自分のトラウマについて語ったときあまりサポートしてもらえなかったように感じたということを前よりも話した。それぞれの場合において、マーティナは、向き合った相手側から、それらを後悔している旨の対応を受けることができた。治療者としてはこのようなよい結果を望むものだ。一方で、治療者はこれらの各場面で、何か予想外のことがあった場合の対応策も検討していた。「先方に謝罪する様子がない場合は、どう対応していくべきだろうか？　どんな選択肢があるだろうか？」——そして治療者と彼女はその場合のロールプレイも行っておいて、物事があまりうまくいかなかった場合にもマーティナが備えておけるようにした。
　これらの成功体験に基づいて、マーティナはどんどん社会的環境での能力を上げていった。自分の諸感情は正しく、かつ意味があるという感覚に力を得て、彼女は他者へ意見を言うときにそれらを用いることができるようになったのだ。彼女はルームメイトにもオープンになり、距離を置いた同居人同士の立場から、友情に近い関係に変えていった。治療の終結期までに、彼女は以前よりずっと、こういうことができると感じていた——9.11事件以前からさえよりよく。PTSDも大うつ病も解決し、彼女のCAPSのスコアは17に低減して、ハミルトン抑うつ評価尺度も4になった。職場でも彼女は昇進に応募してその結果を待っていた。そして執筆活動も再開し、社会的つながりも再構築した。試みというべき交際も再開して、治療が終わるころにはこういった交際にも自分で対処できていると感じていたのだ。

84

終結期は第12~14セッションにわたったが、マーティナの言によれば「良い内容と悪い内容のごたまぜ」だった。一方でマーティナは新たな社会的能力の感覚を得て高揚していた。彼女は文字通りに飛行さえもしていた。9.11事件のトラウマ以来、彼女は飛行機を回避してきていたのだが、休暇に当たってごく自然に飛行機に乗ったのだ。この旅行について彼女が治療者に話したのは、もうチケットを取った後のことだった。とはいえ他方で、彼女は自分が憂鬱を感じていることを当初は心配していた。しかし話し合ううちに、彼女と治療者は、治療の終結に当たって彼女は**悲しいのだ**——自律神経系の症状もなく、罪悪感も希死念慮もない——ということで同意した。治療者は悲しみを別離と喪失の感情として、正常なものとして受け入れるようにした。あくまで正常であり、うつとは重なる面のある感情でこそあれ、別のものである、と。最終セッションにマーティナは自分でケーキを焼いて持って来てくれ、治療者に「事実上、私の命を救ってくれました」と謝意を述べた。6か月のフォローアップにおいてもマーティナは良好であり、恋人もでき、仕事でも昇進して、さらなる治療の必要を感じていなかった。

　このIPT治療がエクスポージャーベース療法とはいかに異なったものだったか注記しておく。初期のセッション以降はトラウマについての話し合いはなかったし、初期の話し合いも簡単なものだった。マーティナにトラウマとなった出来事を再構築させたり、それを引き起こす思い出と向き合わせる試みもしなかった。代わりに、IPTではマーティナが彼女自身の諸感情を特定し、それを現状における対人関係で用いることを助けるよう焦点を当てた。自分の内的感情と外的関係の双方、そしてそれらに関連があることがとてもよくわかるようになったため、マーティナは彼女の再体験、回避、その他のPTSDの症状から抜け出ることができたのだ。

症例2

　チャックは34歳、妻子のある復員したカトリックのエンジニアであった。中東での戦闘に関連したPTSDを患っており、彼の主訴は「私はイラクを乗り越えることができないままなんです。そして妻には頭にきます」だった。彼の2回目の派遣でのこと、チャックはイラクのファルージャで自分の搭乗していた装甲車が手製爆弾（IED）の攻撃を受け、彼の複数の同僚や「他の

人々」（おそらくは一般市民）の死を目の当たりにしたと報告していた。彼自身の物理的傷害は軽微だったが、戦争は心に残ってしまったのだ。海兵隊を名誉除隊した後、チャックはニューヨークの路上運転中も起きるフラッシュバックを報告してきていた。毎晩彼は、自分が人々を殺害していたり自身も死にかけたりしている、恐ろしい戦闘の悪夢で目覚めていた。

　帰還してからの生活は現実感を欠いて感じられ、彼は麻痺、解離、恐怖を感じていた。他者にもおびえており、これには妻や2人の幼い子どもたち、親族も含まれていた。みんな「自分がいた場所について理解することができず、何の手掛かりも与えてくれないんです」ということだった。路上でもいつも爆発物におびえる彼は運転も困難だった。彼は自分自身や仲間たちへの退役兵サービスについても怒っていた。いかに「ブリキ細工（軍の上層部）」と政治家たちが戦争を誤って指導したのかについても。彼は退役軍人省への不信から私たちの病院にやってきた。チャックのCAPSスコアは85で極度のPTSDを示しており、またDSM-Ⅳのためのパーソナリティ障害（SCID-Ⅱ）構造化面接では妄想性パーソナリティ障害の診断基準に当てはまっていた。当初、ナイフを携帯していると報告しており、あくまで自衛のために用いる意図だと言っていた。彼は中等度のうつであって、また中等度かつ散発的なアルコールの乱用と、その結果としての時折のブラックアウトを報告していたが、他の薬物の使用は否定した。

　チャックは仕事についていたが、そこでの同僚を信頼はせず、彼の敏感な態度のせいで勤務に支障をきたしているように見えた。チャックの妻は長い間苦しみつつもサポートしようとしてきたと彼は言ったが、彼の方では彼女は「無知」で助けにならず、自分が経験したことを理解できないように見ていた。しかし、彼はこれまで、自分の戦争経験や市民生活への復帰における困難を彼女に語ろうとはしてこなかった。自分が数回の怒りの「爆発」を家で起こし、怒りを家でも職場でも見せないように懸命に努力していると報告してきた。電話やメールをする数人の海兵隊仲間がいたが、彼らもまた帰還後の適応で同様の困難を報告していた。みな、いわば周囲すべてから誤解されたままの兄弟たちだった。

　チャックは全セッションで定刻より早めに到着していた。最初に会ったとき、彼は筋肉質でその年齢にほぼ見合う引き締まった容貌であり、スポーツ刈りで、少し口ひげを生やしていた。白いTシャツから盛り上がったその力

強い上腕には「常に忠実に」との刺青があった。緊張して席に着き、時折イライラした様子を見せ、敏感そうなしっかりしたアイコンタクトをしてきた。話しぶりは流暢で、規律がとれており物怖じもなくしばしば軍隊調であった。気分は不安、中等度のうつ、かろうじてコントロールを保っている時折の怒り、中等度の不安、とはいえ、全般的に解離して感情から距離があった。考え方はおおむね目標指向であったが、明らかな反芻があり、その偏執的な考え方はほぼ妄想の水準に近いものがあった。つまり、彼の同僚たちが自分に対して陰謀をたくらんでおり、隣人たちも聞き耳を立てているというものだ。彼は精神病症状については否定した。自分が死にたくなったり、攻撃してくるものを害したいと思ったりする瞬間を認識してはいたが、自分では自己コントロールを誇りとしており、これらの衝動によっては決して行動しないはずだと語った。彼の感覚は明晰だった。

　このような患者に関するまず第一の問題は、その妄想的立場を検討することだ。大うつ病やPTSDのようなⅠ軸障害の文脈において、パーソナリティ障害を診断することの困難を認識しつつ、IPT治療者はⅠ軸障害が全体を通して治療されるまでは、決して先入観を持ってパーソナリティ障害の診断を下さない。戦争でトラウマを負った帰還兵は周囲への不信に陥るだろう（そしてその圧倒的な内的感情の混乱にも）。こうするより合理的な立場があり得るだろうか？　だからこそ、私たちはⅠ軸障害を十分治療するまで、先入観に基づいてパーソナリティ障害の診断を下さない。その上、私たちの無作為研究ではPTSD患者の28％がSCID-Ⅱの妄想性パーソナリティ障害の基準にベースラインで当てはまっていた。それは最も一般的なⅡ軸診断だった。しかしたった14週間後には、パーソナリティ障害の診断を受けた19名の患者のうち10名、全体の53％はその診断にはもう当てはまらなくなっていた〔Markowitz et al., 2015b〕。この一見パーソナリティ障害に見えるものの急速な解決は、「様子を見て待つ」診断の立場を確固と正当化するものだ。他方、賢くない臨床家は、患者の診察室内外の対人関係上の行動を見ていないこともある。IPTでは、その特性として、治療者は患者の行動を記録するが、それをトラウマとなった出来事（そして／または患者の現在の環境）に関連付ける。チャックの治療者も、それに丁寧にしかし直接向き合った。

治療者：あなたがイラクで経験されたことの後では、何も、誰も、信頼

するのが難しいでしょう。いきなり私を信用してくださいとは申しません。私たちが会うときにも、なるべくあなたを驚かせたり、恐ろしい思いをさせたり、お望みでないことを押し付けたりしないようにしていきます。そして何かあなたを悩ませたり困らせたり、あるいは不安に感じさせるようなことがこの治療中にあったら、どうかおっしゃってください。決して怒ったりはしません。むしろその逆で、それこそ話し合いたい事柄なんです。あなたのさまざまな感情——悩ましさ、怒り、不安——それらは他の人々との間で起きている何かについてあなたに教えてくれるものなんです……あなたの気分がよくなるにつれて、誰を信頼すべきで誰はそうでないかがはっきりしてくるでしょう。そしてご自分の状況とその中の人々に対するコントロールをより感じることができるようになるでしょう。

　チャックは同意して息を吐いた。全治療を通じて、治療者は転換点ごとに、チャックの許諾を得るようにした。自分が脅されたり操られたりしていると感じないように注意したのだ。この人物は何かを指示される立場の人間ではなく、むしろこちらから依頼してその能力を支援すべき人間だった。
　治療者はまた、チャックにアルコールの使用を最小限にするよう示唆した——アルコールは短期的には不安を低減するが、気分も不安も悪化させるかもしれず、自分の行動のコントロールを失う感覚にもつながる。加えて、チャックが力強い内的感情を振り払おうともがいているのは明らかだった。第3セッションの終わりごろに、治療者はこれを**フォーミュレーション**に組み込んだ。

　治療者：役に立つ情報をたくさん教えていただきました。そして、それがたやすいことではなかったことも承知しています。私があなたに起きたことをうまく理解しているかどうか確認させていただいてもよろしいですか？
　チャック：はい。
　治療者：あなたは軍務中——詳細は伺いませんでしたが——ひどいトラウマを経験されました。地獄のような戦争で、地獄のような経験をされたことは明らかです。幾人かのご同僚も亡くなられました。イラク

のような場所では、誰を、何を信頼すべきなのかを知ることは困難です。あの派遣であなたは麻痺を感じたままになり、そして帰還したときも何事にも現実感や安全を感じることができなかった。これを調整するのは困難でした。そして今ではもうイラクにいないのに、あなたは戦争を再体験し続けてきたんです。

チャック：はい、先生。その通りです。

治療者：あなたに発症した症候群を私たちはPTSDと呼んでいます。これは治療可能な問題で、あなたが悪いのではありません。この14週間でずっとよくなるチャンスがあると思います。今3週間目ですね。PTSDのせいで、戦争がまだ続いているようなものなのです。ご自分の周囲で爆弾が今にも爆発することを予期している。そしてあなたの内面は麻痺しているように感じておられますが、そこにも強力な爆弾のような感情が存在しているんです。これに対処しなければならない。つまりそこらじゅうにブービートラップがある状態です。さらに麻痺を感じておられるので、足元の状況を読むのが困難になっていて、母国に帰還した状態に再適応するのが難しくなっています。その適応の困難を私たちは「**役割の変化**」と呼んでいます。私がおすすめするのは、あと残り11週間の治療で、あなたが自分の感情を読み解けるようお助けして、誰を信頼すべきで、誰がそうでないかをあなたが判断できるよう、目指すことです。自分の感情とより触れ合うことができれば、麻痺も軽減し、何が起きているのか読み取ることが全体的に簡単になるでしょう。そうすればより安全を感じるはずです。あなたの症状も消失していくでしょう。ご納得いただけるでしょうか？

チャック：はい、そう思います。でもたった11週間で何かがそんなによくなるとは思えませんが。

治療者：きっとうれしい驚きになるでしょう。それでよろしければ、私は他の人々に対応するときのあなたのさまざまな気持ちに焦点を当てるため、いろいろ伺っていき、あなたの気持ちが、周りで起きている事柄について何をあなたに教えてくれているのかを見ていこうと思います。

二人は、毎週決まった時刻に会うこと、形式的な宿題はないけれども、チ

ャックが対人関係と自分の気持ちに注意を払い続けることで合意した。フォーミュレーションへの合意を得て、彼らは治療の中期に入った。

中期　続く数セッションでは感情調律を扱った。治療者は各セッションを、前回から物事はどうだったのかを尋ねて開始した。チャックはガードを守り、大体の話題は妻子との対応や、彼の郊外の住まいでの隣人との垣根と1本の果樹を巡ってのいさかいのことだった。彼はほとんどの間ずっと麻痺を感じていることを報告してきた。世界は解離していて、非現実的かつちっぽけに見えていた。しかし周期的に鬱憤をためては爆発させていた。妻子はより距離を取り始め、そのことが自分は愛されていないのだという印象を彼に与えていた。垣根の一件は些細なことに見えたが、しかし重大な境界紛争であり、軍での環境を思い起こさせて、安全と危険の問題を来していた。彼は隣人を訴えるために弁護士を雇おうと検討していたのだ。

　この状況の中で治療者は繰り返しこう尋ねた。「そういうことが起きるときどういう感じがしますか」。チャックは当初、何も感じなかった、麻痺していた、と答えていた。彼は自分がどう感じているのかわからなかったのだ。話し合いの中で、彼はあることを認識していることに少し気づき始めた。おそらく心の揺らぎである。

　　チャック：それで、子どもたちの助けになりたくて、関わろうとしても、妻のジュディが僕を遠ざけてしまう。そして僕抜きで進めてしまうんです。〔沈黙〕
　　治療者：それでは、あなたは助けたいのに、彼女がそれに気づいていなかったか、あるいは助けて欲しがらなかったと？
　　チャック：彼女は気づいていたと思います。でも私を脅威だと思っていて、子どもたちと一緒にしておくほどには信頼してくれていないんです。
　　治療者：うーん。それで、そのことはあなたにとってどうでしょうか？
　　チャック：どういう意味ですか。こういうことには慣れています。
　　治療者：あなたが助けようとしたときにジュディが無視してくるとどういう感じがしましたか？
　　チャック：いや。大丈夫です……たぶん、少し動揺したと思います。
　　治療者：そうですか？

チャック：はい、そうです。たぶん、ああいう風に彼女が私を見たとき、私は少し動揺したんです。私は助けようとしただけなのに。

治療者：どういった種類の動揺だったんでしょうか？　どういう感じですか？

チャック：わかりません。何も。たぶん胸にぐさっと来たんです。

治療者：なるほど。その感情を名づけるとしたら？

チャック：たぶん、失望した？

治療者：そうですか？　失望？

チャック：ある種嫌な感じがするような。

しばらくこの感情と共にあり続けた後——要点に向かって焦ることなく、しかしチャックにこの感情に耐えさせ、没入させた。

治療者：それでは、ジュディが無視するのに対してあなたは少し失望してしまい、怒っていたんですね。そのような感情を持つことは理にかなっていると思われますか？

チャック：わかりません。怒りたくはありません。

治療者：考えてみてください。もしあまりに多くの怒りを表現してしまえば、それは問題になり得ます。しかしあなたがそう感じているときに、それを知っておくことは助けになるんです。誰かがあなたを不当に扱うとき、怒りこそがあなたにその不当さを教えてくれます。そしてそう感じることは、状況を理解し対応するチャンスを提供してくれるんです。もう一度お訊ねしますが、その状況であなたがある程度の怒りを感じることは理にかなっていたでしょうか？

チャック：少しはいいと思います。でもそれはイラクで本当に半狂乱になっていたことを私に思い出させてくるんです。

治療者：つまり、どういう意味ですか？

チャック：私は彼女に対してあんな風にはなりたくない。

治療者：あなたは自分の怒りのコントロールを失いたくはないんですね。

チャック：はい、先生。

治療者：しかし彼女の行動に怒りを感じることは理にかなってはいませんか？　もしそれを表現する方法を見つけることができていたなら。

チャック：そう思います。

　怒りを正常な感情として受け入れさせた後：

　治療者：それでは、もしそれが理にかなった反応であって、あなたが怒り
　　を爆発はさせたくない場合には、どういう選択肢があるでしょうか？

　それからは治療者がジュディ役を演じてのロールプレイのシナリオ作りを
した。チャックは妻を信頼したがっていた——夫婦はかつてはよい関係と感
じられるものを有していたのだ——そして妻に自分を信頼してもらいたいと
思っていた。他方、物事はうまくいっておらず、双方が彼の「爆発」を恐れ
ていた。ロールプレイでチャックは自分の言いたいことを、自分にできるト
ーンで言う練習ができたが、最初はぎこちないものだった。

　チャック：「君は親として僕を信頼してくれていない。畜生。」〔沈黙〕
　治療者：どう聞こえましたか？
　チャック：これが私が感じていることなんです。
　治療者：よかったです。こう言ってみてどう感じましたか？
　チャック：そのものずばりです。胸の内を吐き出してすっとすると思い
　　ます。でもよくもない。彼女を傷つけてしまう。
　治療者：大丈夫。そうですね、彼女にうまく伝わるような、他の言い方
　　はあるでしょうか？
　チャック：「君は僕を信頼してくれていないから、僕は怒ってしまう。僕
　　は手助けがしたかっただけだったんだ。」〔沈黙〕
　治療者：「ごめんなさい、私はあなたを怒らせるつもりはなかったの。あ
　　なたのことは信頼しているわよ。」
　チャック：「いや違うね。僕が帰還してから君は本当にチャンスをくれた
　　ことなんかなかった。」
　治療者：「ごめんなさい。私たち両方にとってずっときつかったのね。あ
　　なたの手助けをありがたく思うわ。そして、あなたはあの子たちの父
　　親だもの。」
　チャック：「わかった。」〔沈黙〕

治療者：どう感じましたか？

チャック：よりよくなりました。

治療者：それはよかった！　ご自分の言いたかったことを言えましたか？

チャック：ああ、十分です。

治療者：さらに何か付け加えたいことはありますか。

チャック：いえ、ずばり言えています。

治療者：すばらしい！　ご自分の言い方についてはどうでしょうか？　自分の声のトーンについてはどう感じましたか？

チャック：たぶんそんなに怒ってはいないと。

治療者：もう一度試してみますか？

リハーサルをさらに何度か繰り返した。

治療者：あなたは本当にうまくなっていると思いますよ。あなたは、**彼女があなたを怒らせてしまうということを指摘したことに私は気づきました**。これはよいコミュニケーションです。誤解されることはまずありません。

チャック：そうでしょうね。

治療者：それではジュディにそう伝えることは、あなたにとって心地よく感じられますか？　つまり、この種の状況がまた起きそうですから。

チャック：そう思います。

治療者：すばらしい。あなたが怒りたくないのは私にもわかります。でも怒りは人生の一部なんです。いろいろな物事が起きていきます。人々は、みんなをイライラさせる方法であなたをイライラさせます。そういうときこそが、「信頼の瞬間」なのです。どういうことかと言うと、あなたが誰かに、その人があなたを悩ませていると伝え、その理由も伝えると、2つのうち1つが起こります。まず1つは、その相手が謝罪をして、あなたは相手とじっくり話し合うことができます——その中で信頼関係を作り、安全な空間を作ることができるのです。あるいは、相手はあなたを無視してあなたを悩ませ続けるかもしれません。その場合はその人を信頼することがないでしょう。彼らに対してあなたが怒っていることを示すことで、彼らは応答することができるので、

あなたの胸の中の怒りは放たれ、いつも弾丸の入った銃のように怒り
を持ち歩かなくてもよくなるのです。それは本当に不快に感じられる
ことで、あなたのイライラもそこから来ています。またある種の場合、
人々が本当に意味もなくあなたを悩ませてくることもあります。もし
あなたがそのことを持ち出さない場合、彼らは気づかぬままでそれを
続けてくるでしょう。

チャック：納得しました。

　ロールプレイの間、チャックがこう言ってきたときのことだ。「君は僕の
経験したことを理解してくれないんだ！」と。治療者はジュディの役で答え
た。「いい、私は理解したいの。でもあなたは決して私にそれについて話した
がらなそうに見えたから」。そこで、チャックが少し引き気味になった。そし
て2人は彼が妻にもっと語れるようロールプレイをさらに深めた。
　そして治療は進んでいった。まずネガティブな感情を正常なものとして受
け入れることに焦点を当て、患者がそれを名づけるのを助けて、感情の語彙
を組み立てていく（どういう種類の「動揺」ですか？　あなたはその感情を
何と呼びますか？）。チャックがその語彙を増していくにつれて、焦点はそ
れらの感情を対人関係上の出来事ややりとりにおいて言語化すること、そ
してその感情の語彙を用いて状況を仕切ることにシフトしていった。毎週の
「前回お会いしてからいかがでしたか」という言葉で患者とその妻、子ども
たち、隣人たち、同僚たちとの緊張の度合いを聞き出していった。爆発した
り引き下がったりするのではなく、チャックはこれらのやりとりに向かって
自ら進んでいくようになっていった。そして成功していくにつれて、彼は怒
りを敵ではなく同盟者とみなすようになっていった。彼は、圧力が高まって
しまう前に蒸気を逃がしてやる圧力開放弁を持つことについて語り始めた。
治療中期（第7セッション）までに、チャックのCAPSスコアは85から52に
軽減していた。これは相当な改善であったものの、彼はまだ中等度の重度な
PTSDの症状の域内にあった。しかし彼は自分の進歩を理解しており、スコ
アに合意もしていた（エンジニアとして彼は評価尺度の存在を高く評価して
いた）。このころまでには隣人の垣根を壊そうとか、その裁判のために弁護士
を雇おう、という主張からは彼は退いていた。状況はまだ緊張状態にあった
ものの、職場でも家庭でも明らかに改善してきていた。この進歩は治療の後

半でさらに加速していった。

終結期 第10セッションの初めに、治療者はあと4週間で治療を終結する旨を念押しした。「ご希望であればこれについて話し合うことはできます」とすると、当初、チャックはそれに構わなかったものの、第11セッションで以下のように語った。

> **チャック**：ご存知の通り、ここに最初に来たときは自分の頭がおかしくなっていて、先生は頭のおかしい人を治療するのだと思っていました。先生のことを全く信頼していなかったのです。この治療は本当に私の人生を変え、おそらく私の命を助けてくれました。ここまで通院するのは嫌で、この時間を別のことに使えるようになるのに、この治療を何かしら懐かしく思うでしょう。

これは彼がどれほど長い道のりを歩んできたかを示す重要なものだった。この時点で、チャックと妻は、何か月か前には2人とも想像もできなかった形で、自分たちの気持ちについて語っていた。家での緊張感もより穏やかになっていた。チャックは自分がよき夫でありよき父であることを居心地よく感じていた。その立場こそ、治療前には自分が危険な失敗作であると感じていた部分だったのだ。ジュディとの性生活も改善し、未だかつてなかった親密さを感じていた。子どもたちからは、恐怖よりも英雄たる父としての尊敬のまなざしを感じるようになった。彼の上司も帰還後の適応への適切な対処に関してチャックをほめていた。

> **治療者**：あなたは頭がおかしかったことなど決してありませんでしたよ。PTSDという病気を抱えてきて、そして勇敢に立ち向かって改善できたんです。少し前におっしゃっていたように、ご自分の強い感情に対処することは手製爆弾の信管を抜くことにも似たように感じられていました。決して容易なことではない。でもあなたはやり遂げたんです。そしてその方法を印象的なやり方で用いておられます。あなたはずっと勇敢であり続けています。
>
> **チャック**：先生、ありがとうございます。

彼はずっとよくなっていた。14週目の終わりには、彼のCAPSスコアは23に下がり、これは大変な改善だった。彼はもうDSM-IVのPTSD診断基準には当てはまらなかったのだ。彼はもう飲酒しておらず、そのうつも解決していた。治療開始時にはあんなに妄想性パーソナリティ障害に見えたにもかかわらず、その診断も満たさなくなっていた。チャックは自分が新たな人生の局面を迎えていると感じていて、この時点で彼にはさらなる治療の必要はなくなっていた。

　治療は予定通りに終結した。治療者は、6か月後に、必要な場合はその前にでも、治療後のチェックをさせてもらえるようチャックに頼んだ。お別れに当たっては、チャックは力強く治療者をハグしてくれた。6か月後のフォローアップでも調子はよく感じると報告してきて、職場でも昇進し、家庭でも「すばらしい」と語った。

　これは大変にポジティブな物語である。すべての症例がこのように順調に進む訳ではない。他方で、大変な苦痛を抱えた患者も、いったん治療に関わり始めると自分の問題に相当な動機を持って取り組むようになる。治療者はその治療を「役割をめぐる不和」（特に家庭において）とも「役割の変化」とも、軍の同僚たちの死への「悲哀」ともまとめることもできただろうと推測できるが、チャックの適応への困難は、幅広い領域では、「役割の変化」として焦点化された。また、注記しておくべきこととしては、このIPTの症例の過程が、感情に名前を付け、正常なものとして受け入れることと、それを対人関係上の小さな勝利につなげてきたということであり、エクスポージャー療法の、ファルージャにおける過去のトラウマ体験に焦点を当てるものとは全く違うということである。

症例3 ［Kathryn Bleiberg 心理学博士による治療］

　32歳のデボラは、広告関係で働く独身の白人女性で慢性PTSDと頻発する大うつ病を抱えており、以前、トラウマ治療クリニックで持続エクスポージャー療法を受けていた。最初の電話では、彼女は自分の持続エクスポージャー療法を担当していた治療者はよいのだが、自分のトラウマになっている過去

の思い出を描写したりそのテープを聞かされるのは嫌で、現在の問題に焦点を当てた精神療法に興味があるとのことだった。彼女のPTSD症状は、7〜8歳時の少なくとも週ごと複数回に及んだ6〜7歳上の義理の兄弟たちによる性的虐待に関連していた。彼女の主訴は「私には以前から多くの症状があり、本当に憂鬱です」というものだった。

SCIDおよびCAPSのインタビューでは、デボラはDSM-IVでの慢性PTSDの診断基準に当てはまっており、SCIDでも彼女は反復性大うつ病の診断基準に当てはまっていた。SCID-Ⅱでの評価では彼女にはいかなるパーソナリティ障害もなかった。診断に先立つ2か月の間、デボラは解離症状の悪化、入眠の困難、悪夢、フラッシュバック、虐待の思い出へのエクスポージャーを受けたときの強度の心理的かつ身体的苦痛、増加する苛立ち、集中することへの困難、過度の警戒心、増加した驚愕反応、憂鬱な気分を報告していた。彼女はこれらの症状をさまざまな程度で子どものころから経験してきたことを報告し、これらが数か月前にテキサスの実家を訪れてから悪化したことも報告してきた。彼女は職場でも不幸を感じていると言い、今の上司はあまりに彼女を批判しがちであり、現在新たな職を探しているところだとも報告していた。

治療コース　ベースラインとして彼女のPSS-SRスコアは89であり、これは深刻なスコアだった（最高値が119である）。最初のセッションでIPTのアプローチを紹介し、症状を確認した。そしてうつ病とPTSDに関する心理教育を行った。治療者はこの2つの病が彼女の社会および職場での関係、機能全体に対して、いかに影響を及ぼしているかを強調した。そして現在および過去の関係性のパターンを検証して、対人関係質問項目を行った。どのように自分のトラウマとなった経験とPTSDが対人関係上のやりとりと社会および仕事での関係に影響を及ぼしているのか、デボラが理解していくのを助けていったのだ。

デボラの母は彼女が1歳のときに離婚し、3歳のときに再婚した。彼女が10代の頃にテキサスに落ち着くまで、義父や義兄弟たちと一緒に各地を転々とした。デボラは性的虐待がやんでから間もなく母にそのことを話した。母は同情的ではあり、カウンセラーに会ってみたいかどうか聞いてきた。デボラは自分が怒りを感じていることを伝えたものの、「怒りは自分の中にしまっ

ておいて自分で対処するように」とする母の態度を感じた。彼女の母は翌年になってもそのことを義父に話すことはなく、義兄弟も罰せられることはなかった。診断の時点で、彼女は自分の母に怒りを感じていることを報告してきた。もっとしっかり彼女の側に立ってくれなかったこと、義兄弟たちを罰するよう主張してくれなかったこと、義父との親密な関係を維持し続けたことが理由だとした。デボラは休暇の際、テキサスに帰ったり、訪れたりするのをためらうと報告してきた。つまり義兄弟たちと会いたくもなく、彼女の母が彼らを家から遠ざけてくれないのを恐れているからだ。彼女は義兄弟たちと一切コミュニケーションはとっていなかった。

　彼女の実の父は、言葉による虐待を行う人物のように彼女は表現していたが、実父と彼女は現在1年に1回話している。この実父とは10代前半の頃、1年ほど彼女は同居していたが、彼は言葉による虐待を行い、また過度に介入的で、彼女宛の手紙を勝手に開けたりもした。彼女は、自分を害しかねない人物であると知りながら一緒に住むように送り込んだ自分の母に苛立ちを感じていた。

　デボラは、自分は成長期に「友達を作ることができなかった」と報告してきた。彼女は「うまく溶け込むことができなかった」。彼女の母は彼女と各地を転々としていたし、そのため彼女は何度も、また学期中でも転校を余儀なくされたのだ。彼女は人文系の大規模な大学に入ってから初めて女友達もできるようになり、今でも続いているとも報告した。彼女は自分を異性愛者だとしているが、しかしいまだ異性との恋愛経験はない。彼女は周りの男性に対してナーバスに感じてしまい、大学では恋愛には「冷たくて関心がない」という評判を立てられていた。卒業後、ニューヨークに移ってPR関係の仕事に就いた。彼女の報告では、その上司は彼女の職務についてあまりに口うるさく、デボラに対して「雑で人を見下すようだ」と言ってくるという。彼女は職を辞したく思っており、どこかほかでの職を探してもいる。デボラは、自分は知らない人たちとは居心地が悪く、パーティでも社交的にはぎこちなくなってしまうと報告していた。職場の同僚と外出することはたまにはあるものの、彼女の大学時代からの親しい友人たちはニューヨークに住んではいないとも語った。彼女の報告では、自分は簡単に怒りを感じてしまうのだが、その直接的表現ができないという。代わりに彼女は関係のない第三者に対して自分がどう感じたかについて、苛立った行動や、愚痴をこぼしてしまって

いた。彼女は人ごみも混雑した列車も、男性が近づきすぎることへの恐怖から回避していた。彼女の報告では、かつてはダンスのクラスや料理教室も楽しんでいたのだが、数か月前の課外リクリエーションには参加できなかったという。

　治療者はデボラに**病者の役割**を与えた。彼女がPTSDとうつ病を患っていることを説明して、それらの症状について心理教育を提供した。治療者はこれらの病が彼女の責によるものではなく、治療可能であることを強調した。さらに治療者は、彼女にPTSDとうつ病について、DSM-IVの解説部分のコピーを手渡した。次のセッションではデボラは安心感を示した。初回の話し合いとPTSDに関して読むまでは、自分の症状について「ただ自分に関する奇妙なこと」としか考えておらず——今ではそれを自らの症状と認識しており——「説明を得ることができた」という。治療者は彼女の症状の再発とその母との葛藤や職場での不遇をつなげてみせ、**問題領域**と**治療の焦点**を「役割をめぐる不和」——進行中である彼女の母との葛藤、そして「役割の変化」——新たな職探し、とした。患者はこれらの焦点を受け入れた。

　中期諸セッションでは、デボラの母との関係の改善の可能性を探った。また、彼女の上司との葛藤の問題を整理し、新たな職を探す可能性を探った。直近および予期され得るやりとりに取り組む中で、治療者と患者は**それらの状況で患者がどう感じているのか**を探り、彼女の感情を名づけ、肯定した。それから2人で、これらの状況に対応するのにどのような選択肢が存在するかを探った。まず最初の試みで患者は、治療者の励ましによって利用可能な**選択肢**を検討することができた。次に、母に自分のニーズを伝えるため、また同輩や職場の同僚にも伝えるためのそれぞれ異なった選択肢を**ロールプレイ**した。また、2人で職探しの電話の応答や就職面接での受け答えなどもロールプレイした。患者の現在の人生の状況の問題を整理しつつ、治療者は彼女自身がよりよく自分の諸感情やニーズを理解して、他者に向かって表現できるよう、また現在の就職面接でもより効果的に自分を表現できるよう助けた。

　治療者は、デボラが現在傷つきやすく感じていることや、他者への不信、他者からのひきこもり、過剰な怒りの反応を、トラウマを過去に受けたことと関連付け続けた。「これらはPTSDの一部なんです」と。同時に治療者は、傷つけられないように他者に対して自分を守らねばならないという、理解し

てあげるべきデボラの必要に共感してみせた。デボラにとって必要なことの優先順位を付けること、それを主張することの困難、そしてデボラのネガティブな自己像を、治療者はPTSDとうつ病に関連付けた。多くの虐待被害者たちと同様に、デボラもまた自分自身を損なわれたと感じており、他者が自分を損なわれたものとして見ることを恐れ、また虐待を受けただろうと推察してくることを恐れていた。治療者はこの誤解をトラウマを受けたこと——PTSD——に関連付けて、その虐待は、彼女の人生経験の一部ではあるけれども、彼女を定義するものでは決してないことを思い起こさせた。

　焦点となる問題領域への働きかけに加えて、治療者はデボラが現在の関係性に働きかけて新たなものを形成するよう励ました。同時に彼女の傷つき、排除されたという感情に共感してみせ、かつて楽しんでいた活動に参加することをすすめた。第7週目の終わり頃には彼女のPSS-SRスコアは55に軽減し、これは医療的に意味のある改善だった。

　治療者と患者が、上司のあまりにひどい彼女への行動に対する、デボラの怒りを話し合った後、大変重要な瞬間がやってきた。セッションでは治療者は、患者の怒りの表現の試行を肯定した。「誰だってそんな扱いを受けたら怒りますよ」と。治療者はデボラの反応を**正常なものとして受け入れた**のだ。この不適切な扱いへの自分の反応に自信を持てるようになったところで、患者は自分の会社の人事部にこの苦情を上げるという決断をし、上司は引き下がって謝罪した。職場での生活は自分を脅かすものではなくなり、デボラはよりよく感じたが、他の職場に転職する選択肢は検討し続けており、また各セッションでも面接の練習は続けた。

　彼女の他の重要なテーマは、彼女の母との関係性に関わるものだった。彼女を義兄弟たちから守ってくれなかったこと、彼女に淫らなことをした件で彼らを罰してもくれなかったことからくる、自分の母への怒りを詳述してはいたが、他方で自分が母に怒りを感じることへの罪悪感も報告してきていた。というのは彼女は自分の母が弱く、困難な立場にあったことも知っていたからだ。治療者は彼女の母への怒りを肯定し、過剰な罪悪感とうつとを関連付けた。治療者とデボラは、彼女が母により支えてほしかったこと、彼女の帰省の際も義兄弟たちを実家から遠ざけてほしかったこと、という彼女の希望を表現するロールプレイを行った。それからは、自分のニーズをより直接的に、よりうまく母に伝えることができるようになった。母は彼女の感情に同

情してはくれたが、これ以上自分では過去のことは語れないとも答えたのだった。母は義理の息子たちを家から遠ざけるよう努力するが、約束まではできないとも言ったのだ。その次のセッションでは、自分の母にもっと支えてもらいたいという患者の希望と同様に、その母が彼女が期待するようにはサポートを提供することができないままであることへの失望を、治療者は肯定した。最後の数セッションでは、デボラの母との関係性の中で行き詰っているところがあるかどうか、それに対処すべき患者のさらなる選択肢としては何があるかを探った。治療者と患者はまた、患者がこの治療で得たものを確認した。彼女が社会的なやりとりでよりよく対処できるようになったこと、結果としての諸症状の改善、そして全体的な幸福感である。

　治療の最後には、デボラは自分の母の限界をよりよく理解できるようになり、より不快感なしに、母と話ができるようになっていた。彼女は上司への対処により自信が持てるようになり、転職面接でも自信を感じるようになった。彼女の報告では、同輩との関係も改善し、より社交的になりダンスなどの活動も再開した、という。さらに目的駅の手前で満員電車を降りることもなくなったとした。

　最終の第14セッションまでに、デボラのPSS-SRスコアは6に軽減した。これは本質的には無症状状態である。6か月後のフォローアップでは、このスコアは15だったが、これは彼女のやや急速すぎた回復を反映したものだ。

　本症例では2つの対人関係上の焦点を用いた。「役割の変化」と「役割をめぐる不和」である。これらの状況が同時に起こり得るのは普通のことだ。おそらくは多くの同様の状態を、治療で単一の焦点で対応することも可能であっただろう。それでも、患者には今回のアプローチが明らかに有益であった。

　「役割の変化」は、多くの形を取り得る。それは部分的には患者の履歴にもよるし、そのこうむった虐待の本質にもよる。本症例がIPTアプローチでのPTSD患者の治療を描き出していたら望ましいことである。治療焦点は患者が自分の感情に気づけるようになることと、現在の対人関係機能の改善である。トラウマの再構築やトラウマ記憶へのエクスポージャーではない。

第8章

PTSDのためのIPT──悲哀

「顔を隠すな、ぞんぶんに泣け、捌け口を鎖された悲
しみが、うちに溢れれば、ついには胸も張裂けよう。」

──────シェイクスピア『マクベス』、第4幕、第3場（1606年）

「悲哀」──「複雑化した死別」は──重要な他者の死、その人の人生にと
って鍵となる関係の喪失の後に起こる。近しい家族の死は、長い間、最もス
トレスフルなライフ・イベントとして知られてきた［Holmes & Rahe, 1967］。もし
患者が配偶者、子ども、他の家族、あるいは近しい友人の暴力的な死や殺害
を目撃していた場合は「悲哀」が治療の焦点となるだろう。私たちのRCTで
は、IPTを開始した38名中6名（16%）は、「悲哀」が治療焦点となった。

症例

65歳のレオナルドは既婚の白人の会社員であった。2001年9月11日の世界
貿易センタービルへの攻撃によって引き起こされたPTSDの治療に、2006年
になって訪れた。世界貿易センタービルがほぼ臨めたニュージャージー州のホ
ーボーケンに住んでおり、北側タワーの上層階に、35歳だった長男のロブが
勤務していることを知っていた。ニュースを聞いた彼は、家を駆け出して、
ビルを見通せる高地を見つけ、ウォークマンでニュースを聞きながら、燃え
盛る建物をなすすべもなく見つめていた。タワー部の倒壊を、テレビでも何
度も繰り返し見た。そして、テレビを見るのを止めても、テロ攻撃の光景が
頭の中で反復され、亡くした息子の姿も繰り返し現れてくるのだった。

彼は落ち着かなくなり、失感情症、不眠、注意散漫となった。食事もしなく
なり、数年で45ポンド（約20キロ）痩せてしまった。他者から遠ざかり、家

を出なくなり、部屋で独りで座っているようになった。彼には他にも3人の成人した子どもがおり、みんな、彼の妻と一緒に彼を慰める努力をしたが、最愛の息子を失った彼は、自分の人生にはもう意味がないと感じていた。息子の代わりに自分が死ねばよかった、こんな日が来る前に自分が死んでいた方がよかったと思っていた。妻のローズが彼が治療を受けるよう手配したが、彼は気も進まず、期待もしない状態でやってきた。2006年の中頃の段階で、彼はDSM-IVにおけるPTSDと、大うつ病性障害の診断基準の両方に当てはまっていた。CAPSのスコアは68（重度）であり、ハミルトン抑うつ評価尺度でも30（重度）だった。レオナルドは妻と長女に連れられて、伏し目がちに診察室に入ってきた。

　レオナルドは背の高い老人で、かつては壮健だったようだが今は痩せ細った白人男性だった。実年齢よりも年老いて見え、何日分かの無精ひげを生やしていた。身なりはきちんとしており、カジュアルなジーンズをはき、格子縞のシャツを着ていた。動きにはやや落ち着きがなく、語り口はソフトで自制的かつ流暢であった。治療者の方ではなく床の方ばかりを見ていた。彼の気分は不安で憂鬱であり、感情は抑制され、時に解離した。思考には、彼のひどい人生と失った息子についての反芻が目立った。精神病症状を示すものは何もなかった。計画も企図もない、受動的な自殺念慮があると言った。知性は平均以上に見えたが、病識は限られていた（自らを精神医学上問題になる状態ではないとみなしており、ただ自分の世界は終わってしまったとだけ思っていた）。感覚は明晰だった。

　治療者は、レオナルド同席のもとで妻と娘に簡単に話したが、患者が自ら自分の病歴を話せると判断して、彼女たちに診察室の外で待っていてくれるよう頼んだ。そしてレオナルドに自己紹介をした。

　治療者：大変な体験をされてきたとお見受けします。どうすればお力になれるでしょうか？
　レオナルド：誰も私の力になれるとは思えません。私の息子ロブは9月11日に殺され、私の人生も終わったんです。
　治療者：本当にお気の毒です。本当にひどいことです。ロブさんについてお話しいただけますか？
　レオナルド：立派な息子でした。北側タワーの104階にある金融企業に勤

めていました。スーパースターでした。まだ前途洋々でした……それ
なのに死んでしまったのです。

　これは十分なトラウマ歴だった。レオナルドは何度となく世界貿易セン
ターについての思考の反芻を繰り返したが、彼の治療におけるそれ以外の時間
は「悲哀」に焦点を当て、通常のIPTのアプローチに従った。治療者はレオ
ナルドとロブとの関係性がどうだったかを尋ねた。ポジティブなものから始
めていき、ロブを失ったことで何を寂しく思うのかを尋ねた。治療が進行す
るにつれ、関係がよくなかったときについても話した。関係が難しかったと
き、状況があまりよくなかったときのこともだ。しかしあくまで焦点は息子
との関係性にとどめ、彼らを別れさせたトラウマには焦点を当てなかった。
　治療者は同情を示し、病歴を取り始めた。まずはレオナルドのロブとの関
係から始めて、より全般的な家族の状況へと話を進めていった。レオナルド
は38年前にローズと結婚して、ロブは息子3人と娘1人の中の最初の子ども
だった。レオナルドは妻と他の子どもたちを愛していたが、ロブがいつも最
愛だったのだと語った。彼こそを「自分にならって」鍛え上げたのだと。レ
オナルドもロブも高校、大学とアスリートであり、ビジネスでの成功を収め
ていた。ロブはM&A業務で大変な成功を遂げており、結婚して2人の幼い
子を持ち、両親の家からもそんなに遠くない、ハドソン川を隔てたマンハッ
タンに住んでいた。レオナルドはしばしばホーボーケンからフェリーに乗っ
て、そのお気に入りの息子のもとを訪れていた。今では彼はマンハッタンに
は全く行かなくなっていた。
　対人関係質問項目を通して明らかになったのは、レオナルドが常に自分自
身を家庭人だとみなしていたことだ。一家の主として、7月4日の独立記念
日にはバーベキューをする人間だ。数人のビジネス仲間とゴルフには行くも
のの、心から信頼している人はいなかった。実際に、自分自身を自律心のあ
る人間として、他者の重荷になることなく自らの感情をコントロールできる
能力があると彼は長い間自負していた。
　レオナルドは、今回まで、トラウマ、気分障害あるいは不安障害、自殺願
望、また精神科の受診歴はないと言った。彼によれば、毎晩2〜3杯のスコッ
チウイスキーを飲むが、明らかな悪影響はないとしていた。他の薬物の使用
はしていないと言った。医療上注目に値するのは、40年にわたって毎日1箱

のタバコを吸っていたことだ。甲状腺にも未だかつて問題はなく、身体的外傷もなかった。彼は高血圧のため15年間利尿薬を服用してきていた。

　最初のセッションを終えるに当たって、治療者は、アルコールは入眠の助けになるかもしれないが、不眠を悪化させうつを複雑化させる可能性もあることを指摘した。治療者は少なくともレオナルドが症状をコントロールできるようになるまでは酒を減らすことを勧めた。

　注目していただきたいのは、治療者はこの最初のセッションから、亡くした息子と患者との関係性のヒストリーを取ることに焦点を当て、トラウマそのものには焦点を当てなかったということである。これがIPTらしいところだ。全14週の第2セッションの終わりに、治療者はフォーミュレーションを提供した。

　　治療者：治療の役に立つ背景をたくさん教えていただきました。私があなたのおっしゃったこと全体を理解できているか、お尋ねしてもよろしいでしょうか？　60歳でご子息を殺されるまでは、あなたは幸せな成功した人生を過ごしておられた。あなたはいつも自分自身のことは自分でできていて、自分の人生をコントロールできていて、ご家族を守ることもできていた。しかし、ご子息を失った、あの出来事をいったい誰が想像できたでしょうか？　1人の息子さんを失うこと、そしておそらくは最愛のご子息を失ったことは、誰にあっても耐えがたい最悪のトラウマです。世界貿易センター攻撃に直接に影響された多くの人々と同様に、あなたはPTSDを患っています。お話ししたように、CAPSスコアは重度の領域にあります。PTSDは治療可能な状態ですし、ご自分の責任でもありません。しばしばPTSDに伴ううつ病にも同じことが言えます。これらすべては　種の「**複雑化した悲哀**」です。ご自分の感情を内に秘めておこうと努力なさっているのですが、私たちに、もっとロブさんのことや、あなたが失ったロブさんとの親密な関係について話していただくときっと役に立つでしょう。もしこれらの感情を処理できれば、きっとずっとよくなります。私はこの治療の残り12週間で、あなたはよくなると自信を持っています。

　レオナルドは、この治療に来たこと自体が不愉快だった。それは弱さを示

すと思っていたからだ。でも彼はため息をついて、「どうしようもないんですね。私にはもう失うものはほとんどありません」と言った。そして彼は脱落せずにやり通したのだ。

　治療者は正式に、彼に**病者の役割**を与えた。抱えている深刻な症状の重荷のもとでは、本来は有能な彼がベストの状態で機能できないことを伝えた。治療者は、症状が治まり始めるまでは「自分にできるだけのことをしてください。でももしいっぱいいっぱいになってしまって機能できないときは、一休みしてください」と励ました。2人は毎週1回50分の規則的なセッションの予定を立てた。

　治療の中期では、レオナルドのさまざまな感情に焦点を当てた。彼はロブの写真の数々を治療に持ってきたが、それは麻痺を打ち破るのを助け、ついには泣き崩れるに至った。

> **レオナルド**：すみません。泣いたりしてはいけませんね。
>
> **治療者**：どうしていけないのですか？　とても悲しいことについて話し合っているところではないですか。
>
> **レオナルド**：私は先生の重荷にはなりたくないんです。ティッシュで診察室を散らかすなんて。
>
> **治療者**：重荷なんかじゃありませんよ。いろいろな感情について語ってくださることが、あなたの状態を知る手掛かりになるのです。お子さんを亡くされたときにそういう感情を抱くのは当然のことです。

　そのセッションの焦点は、レオナルドとロブとの全般的に親密でポジティブな関係であったが、レオナルドが他の家族の重荷にならないように、自己抑制しようとしている努力にも触れた。

> **治療者**：どうしてあなたがみなさんの重荷になるんでしょうか？
>
> **レオナルド**：残された家族の心を乱したくないんです。みんなの面倒を見るべきなのは私なんです。でもみんなは私が弱いと思うでしょうし、理解もしてくれないでしょう。
>
> **治療者**：あなたがロブさんを亡くしてこんなに悲しいのをご家族が理解してくださらないと？……そして、あなたがみなさんに話をしていな

いとは言え、（あなたの悲しみを）理解できないとでも？

　そこから、レオナルドと家族とのコミュニケーションのいくつかの選択肢を探ることが始まった。そして彼がその話題をどう持ち出すか、簡単なロールプレイに進んだ。

　最初の頃のセッションは感情的であり、どんどん勢いがついていった。レオナルドは、自らの感情の状態ではなく、さまざまな具体的状況を持ち出す傾向があった。そのようなときには治療者は「そしてそのような状況の中でどのように感じられましたか？」と尋ねていった。治療者は感情が表現されるよう、力を注いだ。レオナルドが自分の感情に焦点を当てられるようにし、彼に話をさせた。そして彼をさえぎることがないよう注意した。これを展開していくには多少の時間を要した。当初、レオナルドは麻痺を感じることをこぼしたり、話すのを止めたり話題を変えようとしたりして、明らかに自分の感情の状態に圧倒されることを危惧していた。治療者はレオナルドを安心させる形で介入した（「感情は力強いものですが、危険なものではありません……内にこもらせるとより危険が大きくなる可能性がありますよ」）。IPTの各セッションは感情を探っても安全な場所なのであり、現在の人生の状況を解読するために感情は助けになることがきっとわかるだろうと強調した。レオナルドは時折汗をかき、最初の数セッションの最後には、このプロセスでどんなに激しく疲れを感じたか、コメントしていた。しかし彼は週を追ってだんだんとオープンになっていき、彼の感情も明確に表現され、見たところでは、リラックスしていくにつれ自分自身の心の中でのコントロールもよりできるようになってきていた。このプロセスが気分の改善につながることを、彼は自分でも見てとるようになり始め、さまざまな感情が実際には危険でなく、むしろ有用であるとも思えるようになっていった。

　第5週のセッションではレオナルドのガードが緩みはじめていた、息子への感情、とりわけその息子の進路選択の際に双方の間で高まった緊張に関するいくつかの話題に焦点を当て続けた──ロブが就職すべきか、ロースクールに進学すべきかの選択の問題だった。その次の週、レオナルドはより明るい様子でやって来た。その姿勢はもう衰弱したものではなく、彼の動作もずっと落ち着いていた。

治療者：前回お会いしてからいかがでしたか？

レオナルド：ずいぶんよくなりました——たくさんのことが起こったのです。ここでよく話し合った後で、私は思い切って踏み出してみることにしたんです。家に帰って、ローズを傍に引き寄せて、彼女に自分がどんなにロブの死に傷ついたのかを話したんです。これまでこのことについて彼女と話そうとはしなかったというわけではありません。でも今回は、もっと詳しく話しました。自分が本当に感じたことを、ずっとよく考えられるようになっています。彼女の前で泣きさえもしました。最初彼女は少し緊張したように見えました。だって私があんなふうになるのを彼女はかつて見たことがなかったと思いますからね。でも、大丈夫でした。彼女も一緒に泣きました。

治療者：すばらしい。たくさんのことを成し遂げましたね。それら全体をどう感じましたか？

レオナルド：実際、よいことでした。これまでよりローズをずっと近しく感じました。私は疎遠になっていたように感じていたんです……。

　そのセッションの終わりに向けて、彼らはレオナルドが自分自身の楽しみのため、また社会的サポートの再構築のために、やってみたいと思うさまざまな活動の再開について話し合った。例えば、ゴルフである。

　次の週には、彼のCAPSスコアは39に、ハミルトン抑うつ評価尺度は18に低下していた。共に相当な改善であった。彼らはロブについて語り続け、レオナルドがロブに対して、ポジティブなだけでなくネガティブな側面もある、複雑な感情を抱いていたという事実や、ロブとのかつての関係性について話した。レオナルドは、より多くの時間を妻と過ごし、他の子どもたちのことに前よりも目を向けるようになってきたこと、そしてみんなとより近しく感じるようになり、よりオープンに感じるようになったことを話した。仕事上の友人たちとのゴルフも再開し、仕事における気分も改善してきたが、それでも、集中することには時折問題があった。

第8週目

治療者：前回お会いしてからいかがでしたか？

レオナルド：流れに乗れてきたように思います。もちろん、ロブのことは

考え続けています。お会いした後で、私はローズに、自分たちはグラウンドゼロに行ってみなければならない、と話しました。ご存知のように、私たちはずっと避けていましたから。彼女は私のことが少し心配そうでしたが。思うに私がおかしくなるのではとも思ったのでは。「それが正しいことだと確信してる？」と彼女は確認したがりました。でも、私たちはフェリーに乗って、そしてダウンタウンでタクシーに乗りました。少し怖くなりましたが、それでもロブが死んだ場所を見たかったんです。そしてそこに行ってみるとそれは思っていたほどには悪くありませんでした。もしもそのことについて考えていたとしたら、ですけど。

治療者：それではPTSDはあなたの行動をもう妨げないように見えますね。では教えていただきたいのですが、そこに行ったことによって、ロブさんとの関係に何が起こったでしょうか？

　注記しておくが、IPT治療者は正式には宿題を出したりしない。しかし、家族に彼の感情を伝える選択肢を彼と単に話し合ったことが励ましとなり、彼にこういう行動をとらせたのだ。息子が亡くなった場所を訪れるという決断は完全にレオナルド自身のものであり、治療の場で決められたものでないどころか、話し合いすらしたことがなかったのだ。IPT治療者は深刻なPTSDのどん底であってさえも、患者の中にある能力への信頼を表現し、患者が自分で主導権をとるよう励ます。このエピソード以前のレオナルドは、明らかに力量のある、行動的な人物であった。少しの励ましで、自らことに臨むことができていた（この方針は、患者が、治療者に何でも指示されて宿題を出されるのとは異なり、自分の力量を感じる役に立つ）。

　続く数セッションはあっという間に順調に過ぎていった。9月11日が近付いていた。レオナルドが忌避していた日である。今年は、治療者から促されることもなく、彼は家族や友人たちと一緒に、9.11事件の追悼式典に出席する決断を下すに至った。彼は人前で泣いた。そしてそうしたことを誇りに思うと報告してきた。彼はまた、泣いているのは自分だけでないことに気づき、自分の感情を表現することを、弱さではなくむしろ強さだとみなし始めたのだ。治療の終わりまでには、彼は9.11事件現場のボランティアガイドを務める決断をしていた。これを彼は、息子を追悼する1つのあり方であり、あの攻撃で苦しんできた他の人々を助けることになることだと考えていた。

レオナルド：私は悲しく感じます。しかし落ち込んではいません。そして自分の悼みの感情をこのように示すことを、よいことだと感じているのです。たぶん、少しはいいことをしているのでしょう。

治療者：この悲惨な状況でそのような立派な立場をとられるのは、本当に素晴らしいあり方です！　あなたはご自分を取り戻しました。そしてあなたはご自分にとっても他人にとってもよいことをしているのです。悲しい感じと同時によい感じを持たれるのは不思議なことではないのですよ。

　終結に当たってのレオナルドのCAPSスコアは14、ハミルトン抑うつ評価尺度のスコアは4で双方ともに寛解を示していた。彼は治療者に謝意を述べ、もう治療は必要ないように感じると言った。「私は突破できたんです」と。1年後、レオナルドはもうすぐ仕事からの引退が近付いているが、9.11事件関係の慈善活動にはより深く関わっていると報告してきた。彼は今でもロブのことは悲しく思っていたが、しかし多くの時間をロブの妻や子どもたちと費やしていた。彼は本質的に無症状状態のままだった。

　大うつ病のためのIPTでは、「悲哀」という問題領域の治療において、典型的には、患者が亡くなった人の死をどう知ったかを聞いていく。どこにいたのか。何が起きたのか。死の近辺のことで、患者が罪悪感を覚えているであろうことは何でも聞く。私たちのPTSD治療研究では、周到にこの領域を回避して、トラウマとなった出来事をIPTで強調しないようにした。トラウマとなった記憶に患者をエクスポージャーさせた、とみなされたくなかったのである。IPTでは、トラウマとなった思い出にPTSD患者をエクスポージャーさせることなくその改善を図れるという点がこの研究で証明されたことを踏まえて、トラウマとなった「悲哀」の治療をする臨床家に私は以下のように提案する。適切と感じることをすること。その死の出来事への患者の反応を探ることは、少なくとも簡潔であれば、傷つけることにはならないだろう。もし筆者が今現在レオナルドの治療をするのであれば、かつてよりも、世界貿易センターに向かおうとする彼の感情をもっと探るだろう。しかし、「悲哀」に関連するPTSDのためのIPTは、やはり亡くなった人物と患者のより幅広い関係性に、ポジティブなものであれネガティブなものであれ、焦点を当てるべきである。原則としてはその人生を終わらせたトラウマとなっている死に焦点を当てるべきではない。

第9章

PTSDのためのIPT
──役割をめぐる不和

「意思の疎通が欠けてたようだ」
──────『暴力脱獄』(1967年)

　PTSDに関連した「役割をめぐる不和」は多様な形で表れてくる可能性がある。それらはトラウマに関連しているだろう。例えば、治療に訪れた男性や女性は今なお虐待的な関係性の中にあり虐待を排除できないでいるかもしれない。あるいは、より広く見られるのは、かつて受けた虐待、多くの場合は子ども時代の虐待に苦しみ、PTSDを発症している患者たちである。このような患者たちは、現在の相手との関係に耐えるため自己主張しようともがいている話をしてくるか、怒りを表現してくるか、さもなければ、安全を感じることができず圧倒されたように感じている関係性について話してくる。そこでのIPT治療者の仕事は、患者たちが自分の諸感情に耐え、理解し、それをその関係性の再交渉に用いるよう助け、PTSDの諸症状を緩和することである。一般的に「役割をめぐる不和」は、対人関係上の緊急性に刺激されて、極端に感情的なセッションとなることが多い。私たちの無作為研究では、38名の患者中2名（5%）に、「役割をめぐる不和」に焦点を当てたIPT治療を開始した。その他4つの治療で、第二の焦点として「役割をめぐる不和」を扱った。

症例1

　43歳のアリシアは、既婚で、ユダヤ系の白人女性で、地元で成功した政治家であり2人の娘の母なのだが、夫のデイブが離婚を持ち出しつつ彼女に治

療を試してみるように求めてきた。困惑した彼女は、夫に引きずられるように診察室にやって来た。この夫が言うには「1か月にほぼ1度、たぶんそれが彼女のリズムなのでしょうが、爆発してしまうんです。彼女には助けが要ります。私ではもう面倒を見切れません」とのことだった。当初アリシアは気乗りしない様子の患者であったが、彼女の政治家としてのキャリアが離婚によりダメになってしまいかねないと感じて、20年間にわたる結婚に問題があると渋々認めたのだった。

　当初アリシアは家では諸々大丈夫であると言ったが、あまりにしばしば彼女は「爆発」して、それも自分では収まるまで気が付かないようなあり方だとも話した。夫や幼い子どもたちはこれらの怒りの爆発を恐れ、後になって彼女も罪悪感を抱くのだが、自分でもなんと言ったらいいのかわからないのだった。それは、爆発している間は彼女の心はほとんどそこにないからであった。彼女はぽつりとこう言った。「自分がみんなを脅かしたのはわかるのですが、でも本当に何が起きているのか自分でもわからないのです。」

　精神状態の診察では、アリシアは注意深く、魅力的で、高価な衣服をまとい、とてもよい身なりをした女性であり、気になったのは厚すぎる化粧だったが、ほぼ実年齢に見えた。彼女は通常の動作をコントロールできていて、流暢かつ堂々と話せて、しっかりアイコンタクトもとれていた。彼女の気分は不安ではあったが、ひどいうつではなく、コントロールがとれていて、表面的で、不安定ではなく、そしていくらか孤立した情動があった。彼女には政治家としての雰囲気があった。磨き上げられ少々自己主張的で外面的、自分の与えている印象を意識できていた。考え方はどこか具体的だが目標指向で、言葉を選ぶのに注意を払っているように見えた。自殺や殺人の願望、精神病症状は自分で否定した。洞察は限られたものだった。彼女は家庭に諸問題が存在するということでは妥協したのだが、それがなぜなのかをほとんど理解してはいなかった。感覚は明晰だった。

　質問中、彼女は繰り返し見る悪夢を報告した。それはほとんど毎晩彼女を目覚めさせてしまっていた。何か子ども時代に関するものだったが、自分では決してほとんど思い出すこともできず——また本当に知りたがってもいなかった。頻発する不眠があった。日中の集中力はばらついていたが、自分では何によって気がそらされているのかわかっていなかった。彼女は自分の感情からの解離を認識していた。ほとんど自分の体験を外から眺めているよう

だった。彼女は自分の厳しい子ども時代をほのめかしていた。「母は時折荒々
しくなり、私に当たりました」と。しかし実際のその内容は明かさず、15歳
になって進学のため家を離れる前のことはあまり覚えてはいないとも言って
いた。彼女の父は実業家で、しばしば家を空け、彼女と家にいるときも、あ
まり関わってくることもなく受け身がちだった。

　アリシアはDSM-IVのPTSDの診断基準に当てはまっていた。CAPSのス
コアは55を示し、ある程度深刻なPTSDだった。彼女の身体的、神経学的既
往歴には特記すべき点はなかった。彼女は頭部外傷やてんかん、また月経困
難、月経前症候群については否定した。その怒りのエピソードには彼女の月
経周期との関連性はなかった。彼女には精神科受診歴もなかった。

　アリシアはお手本となるような子ども、「よい女の子」で優等生であったの
に、彼女の母がちょっとした、あるいはありもしなかった問題で頻繁にお仕
置きをして、何日も彼女を部屋に閉じ込めたり地面に座らせたり、時々自分
が飲みすぎているときには彼女をぶったりしたことが、成育歴を聴取するう
ちに治療者にはわかってきた。

> **治療者**：あなたはお母さんにぶたれた後で結局病院に行ったことはあり
> ましたか。
> **アリシア**：いいえ。いえ、2回だけ行きましたが、大したことなかったで
> す。1回は軽い骨折でした。

　その病院の医師があまり多くを尋ねなかったのは明らかだった。彼女の母
はいわゆる「名士」だったのだ。アリシアは自分をよく養ってくれた両親を
尊敬していると語った。しかし自分の母のようには怒ったりしないようにし
ていると、「母は時々恐ろしくなってしまいました」と彼女は渋々認めた。ア
リシアはその政治生活において議論を仕掛けてくるメディアをかわす、自分
の能力にプライドを持っていた。

　しかし彼女の行動に対する夫からの指摘が的を射ていることも認識してい
た。たいていの場合、アリシアは快活でしっかりして自分をコントロールで
きていた。しかし、おそらく1か月に1度、予測もつかないあり方で彼女は家
のあることないことで「激怒」していた。例えば、一般的に見ても行儀のい
い2人の娘の行動について、あるいは夫の言動について、さもなくば自分に

は関わりのないことについてまで。こうして起きたことを説明するのは彼女には困難だった。曖昧で、解離していた出来事にまつわる記憶でしかなかったが、彼女は自分が家族みんなの心を動揺させてしてしまっていること、自分をみんなが怖がっているようにさえ見えることはだいたいわかっていた。夫によると、彼女は叫んで、場合によってはものさえ投げていた。でも誰かをぶつようなことは決してなかった。一方でアリシアは自分がコントロールを失ってしまい、家族を怖がらせていることに罪悪感を感じていた。その都度、これからはもっときちんとする、これが最後だと誓ってきたのだ。現実にそれぞれの場合で起きていることについての彼女の洞察は、驚くほど限られたものだった。しかし彼女も自分の感情が、何か、注意深い統制が必要な状態であるとは思っていた。

　治療者は彼女に、この治療を受けるきっかけになった、直近のその種の出来事を思い起こしてもらうよう頼んだ。

> **アリシア**：よくわからないんです。私は夕食を用意したんだと思います。でも夫はパソコンから離れず、娘のジョアニーはトイレで、テーブルには私とクララだけでした。料理はどんどん冷めていきます。そこで私は激怒したんだと思うんです。気が付いたときには、娘たちはそれぞれ自室で泣きわめいていて、夫も書斎に閉じこもっていました。誰も夕食を食べなかったんです。
>
> **治療者**：それで、何が起きたんでしょうか？
>
> **アリシア**：おわかりになるでしょう、私は何かみんなを傷つけるようなことを言ったはずなんです。〔沈黙〕
>
> **治療者**：〔しばし間を置いた後〕どんなようなことを言ったんでしょうか？
>
> **アリシア**：わかりません、何か〔沈黙〕……きっと何かみんな私に感謝してくれない、というような。
>
> **治療者**：それは、夕食についてですか？
>
> **アリシア**：そうです。私は働いています。子どもたちを学校まで車で迎えに行ってから夕食を作ったのに、みんなテーブルにさえ来ないんです。私しかいないんです。そう、たぶんそのようなことについてです。
>
> **治療者**：それでは、自分が何か言ったときどんな感じがしましたか？
>
> **アリシア**：〔動きを止め、居づらそうになる。小さな声で〕みんなが来て

いてくれたら、そんなことです。食卓にです。そう、何がみんなの問題なのでしょうか。

治療者：それではその「みんなが来ていてくれたら、でも来ない」のようなことについての感情を名づけるとしたら？

アリシア：みんなが私のしていることを評価してくれない。

治療者：その通りです。そして、みんながあなたを評価してくれないことについてはどう感じられますか？

アリシア：何て言ったらいいかわからないのです。落ち着かないのです。

治療者：どのような種類の落ち着かなさでしょうか？　それを名づけるとしたら。

アリシア：何かこう、少し……むしゃくしゃしていた？

治療者：むしゃくしゃし、イライラし、怒るような？

アリシア：そう思います。でも、みんながふさわしいあり方で私に気を配ってくれなかったんです。「怒り」はよくなく聞こえます——私は怒りたくはない。みんな私の家族なんですから。

治療者：鬱憤をためていた？

アリシア：少し、あるいはおっしゃるように、イライラしていました。

治療者：なるほど。そして評価もしてくれない——あなたは少し傷ついた感じがしたのでは？

アリシア：たぶん、わかりません。でもこれについてあなたがなぜこんなにこだわるのかがわかりません。

治療者：そのようなあなたの気持ちが、ご家族へのイライラと関係があるかもしれないのです。……あなたは、少し鬱憤がたまって傷ついて感じる理由があったかもしれないと思いますか？

アリシア：いえ。はい。少しは思います。でもたかが食事のことです。どう間違っても第3次世界大戦にはならないですよね！

治療者：しかし、今話し合っているここのところは、とても重要です。つまり、あなたは帰宅した。一日中働いた後、夕食を用意したのに夫も娘たちも誰も来ない。そこであなたは何かを感じる。そして、その次にあなたが起こしたのは、やはり第3次世界大戦みたいなものですよ。あまり詳しくお話ししてはいただいていないように思えますが？

アリシア：はい、その通りです。

治療者：そして、あなたは鬱憤を感じ、傷つけられたように感じたのでしょうか？

アリシア：少し、でもそのときは本当に考えてもいなかったんです。そして本当にそんな重大事ではなかった。夕食の食卓がほんの数分遅れただけの話です。

　アリシアは（たいてい隠された形で）家族の何人かや、彼女の事務所スタッフと不一致を有していたのだが、主要な困難で差し迫った危機は彼女の結婚にあった。2人は大学の終わりごろに出会い、恋に落ち、お互いに尊重もできていた。しかしいつも対人関係上の一定の距離を保ってもいた。アリシアはデイブに、印象に残る人物として自分を見てほしかったのだが、いつも（あるいはしばしば）、そうは感じられていなかった。自分を強く印象的に感じさせる資質とはセルフ・コントロールだった。彼に——誰に対しても——自分の子ども時代と内的感情を語るのが彼女には難しかった。デイブも初めのうちは彼女の鬱憤の受け皿になってくれていたのだ。しかし年を経るにつれ、お互いの仕事や育児の責任のプレッシャーが高まると共に、彼女は彼を信頼しなくなった。ディナーパーティや、選挙地盤、他の公的場所では夫婦は一緒にうまくやっていた。しかし、私的生活は消えていった。かつては活発だった性生活も希薄になっていた。夫婦は子どもたちに焦点を当てるよう努力し、一般的にはお互いに礼儀を守っていたが、お互いの距離はどんどん開いていった。彼も周期的に彼女に対して怒ってきて、彼女を「空っぽの政治屋」と攻撃もした。これは彼女の感情を傷つけたが、彼女はこのような爆発には取り合わないで済ませてしまいがちだった。デイブが、彼女は本当に自分を愛してはいないとこぼすと、彼女は堅い口調で「もちろん愛している」と答えるのだったが、自分の距離は保ったままだった。彼女は困惑し裏切られたように感じていた。つまりデイブが彼女を理解してくれず、彼女を感情的にも性的にも拒んでいるのだ、と。

治療者：それで、ご主人についてはどう感じておられるのですか？

アリシア：彼はいい人です。たぶん私にうんざりするのは当然なんです。

治療者：でもそれは、本当の気持ちではないですよね？　あなたはどんな感情を持っておられるのでしょうか。

アリシア：彼を愛しています。私が思うに、彼が私に愛想を尽かしているのではないか、負け犬だと思っているのではないかと心配なんです。たぶん、私のことを「空っぽの政治屋」だと言う彼は正しいのでしょう。

治療者：あなたは彼を信頼しているのですか？

アリシア：信頼？　私は自分が本当に誰かを信頼しているとは思えません。

治療者はフォーミュレーションを提示した。

治療者：CAPSの高いスコアから、私たちはあなたがPTSDを患っていると判断しました。このPTSDは生育の段階であなたがお母さんから受けた物理的かつ感情的虐待で始まったようです。

アリシア：虐待！　わからない。きつすぎる言い方のようです。それを聞いて私は不愉快になりました。

治療者：不愉快にさせるつもりはありませんし、そうおっしゃっていただけるのもよいことです。ただ、骨折までして病院に行くというのは、定義としては、虐待の状態の基準に当てはまるんです。そしてあなたが生育期に置かれていた、恐怖と共にあった全般的雰囲気は、あなたのPTSDのさまざまな症状についての最善の説明になると思われます。

アリシア：あれを虐待とは呼ばないでください。私は自分の母をそのように考えてもみたくないです。〔震える〕

治療者：私たちは、過去の出来事には焦点を当てません。そうではなく、PTSDがあなたの現在の生活に及ぼしている影響を見ていきます。PTSDの1つの帰結として多くの場合感情の麻痺を感じること、つまり自分の感情を意識しないことがあり、これはあなたがおっしゃってきたことなんです。

アリシア：ああ。

治療者：そしてもしあなたが麻痺していた場合には、さまざまな状況で自分の感情を読み解くことは困難になります。おわかりでしょう？

アリシア：普通、私はほぼ何も感じないんです。ただ物事を順調に進めたいだけなんです。コントロールを維持しようとして。

治療者：でもその感情こそが、たとえ怒りのような不快な感情であっても、人との関係性において何が起きているのかをあなたが読み取るこ

第9章　PTSDのためのIPT──役割をめぐる不和

117

とを助けてくれますし、それらに対処する方法を見つけることにも役立つのです。PTSDのせいで自分の関係性を読み取るのに問題を抱えている場合、あなたはうまくいかなくなることが多いのです。つまりあなたのPTSDの結果として、デイブさんともめていらっしゃるように見えるんです。この不和を私たちは「役割をめぐる不和」と呼んでいます。夫としてデイブさんはあなたの生活にきっと重要なサポートを提供していらっしゃるんですが、あなたの方では、距離、違和感を感じておられるようです。私がおすすめするのは、この治療の残りの12週間で、あなたの結婚生活に焦点を当てることです。あなたとデイブさんがどこで問題を抱えていて、どうすればそれを直せるのかを見つけていくんです。こうすれば、関係性を改善できるよいチャンスが得られますし、あなたのPTSDの症状も収まっていくでしょう。ご納得いただけるでしょうか。

アリシア：はい。よい計画のように思えます。でもそんな短期間で私たちの結婚を変化させることができるのか、とも思いますが。

初期の数週間で、あるパターンが浮かび上がってきた。アリシアはその特徴として、最初の問いかけ（「前回お会いしてからいかがですか？」）に対して、気分の状態よりむしろある事件の描写で答えていた。その事件を探っていく中でも、当初、彼女は何らかの感情を持ったことを否定するのだが、話し合うにつれてまずためらいつつも、何かを感じていたことを認めた。このパターンが続くにつれて、彼女はその多様な感情をうまく名づけることができるようになっていった。「鬱憤」と「困惑」も受け入れられるようになり、「怒り」と解釈されていったのだ。初めは、それどころか、彼女はこの「怒り」という言葉を、ああはなりたくはなかった自分の母の特徴として排除していたのだ。

治療者：でも人はみな怒ります。それはただ誰かがあなたを困らせていたり、よくないと思うことをしていることを示しているのです。これは決して悪い感情ではありません。この感情があなたにその誰かの悪い行動について教えてくれているだけです。怒ることは正常なことです。つまり怒りはあなたに何か重要なことを教えてくれる社会的シグ

ナルなんです。もしそれを無視してしまう場合、その問題はきっとそのままになってしまうでしょう。もしもあなたが、よりうまくそれを表現する方法を見出すことができれば、おそらく、あなたが説明してくださってきたような爆発には至らないで済むでしょう。

　治療者は彼女の諸感情を引き出して、それらを正常なものと受け入れていった。特にネガティブな感情を。アリシアが言うには、彼女は怒りと悲しみに対して「アレルギー」があったのだった。彼女はそれらは「政治的に不適切な（ポリティカリー・インコレクト）」感情なのだとも冗談を飛ばした。しかし回を重ねるにつれ、彼女はどんどんリラックスしていき、自分の諸感情を受け入れていった。しかしその表現について彼女は懸念し続けていたので──特に怒りの表現について最も懸念していた──彼女と治療者は2人でやりとりのロールプレイをした。IPTのメッセージは、感情は有用な社会的シグナルである、ということである。

セッション5

　アリシア：それで、助手が必要だったレポートを準備していなくて、私が困っているということを言うよう先生は望んでいたのですね。
　治療者：私はあなたを操ろうとはしませんよ。あなたの感じたことはあなたの感じたことです。どう感じましたか？
　アリシア：ほんの数ページを準備するのに2週間もあり、それでもできていないので、私は怒っていたと思うんです。ひどい仕事ぶりです。私だったらあんなことは決してしませんよ。
　治療者：情状酌量の余地はありますか？　あなたの助手さんには他に気をとられるようなプレッシャーが何かありませんでしたか？
　アリシア：いいえ。私はそのレポートこそが最優先だとはっきりさせていたんです。それにこの手のことはこれが最初じゃないんですよ。彼女は信用できません。
　治療者：それでは、彼女の信用できなさに関する、あなたの感情はどのようなものですか？
　アリシア：困惑──いえ、怒りです。
　治療者：それでは、重要な課題でその助手さんを信用できないような場

第9章　PTSDのためのIPT──役割をめぐる不和

119

合は、あなたが怒りを感じるのは理にかなっていますか？

アリシア：はい。そう思います。でも私は自分のこの感情は嫌だと思います。

治療者：これまではサリーさん［助手］に対してはどう対処してきたのでしょうか？

アリシア：そのまま任せていました。［間］

治療者：そうですか？

アリシア：そう、ご存知のように、私は対立を好まないんです。

治療者：それではあなたは今回のレポートのみならず、これまでその助手さんに頼んできた仕事に関しても怒っているのですか？

アリシア：はい。

治療者：この時点で少し怒ることは理にかなっているでしょうか？

アリシア：はい。でも私の好きなやり方ではありませんが。

治療者：それでは、あなたには何ができるでしょうか？

アリシア：私は彼女をもうとりたてて信頼はできないでしょう。あるいは彼女にもう仕事をしてもらわなくてもいいと言うべきかもしれません。

治療者：そうですね、それらも選択肢にありますね。本当に彼女はスタッフとして留めておく価値はないのでしょうか？

アリシア：［考えつつ］サリーにはいくつも優秀な資質があります。ただたぶん時間管理と徹底さがなっていないんです。前の選挙のときには、いいアイデアも出してくれました。彼女は共感的ですし。

治療者：それでは彼女に見切りをつけたり、解雇したりする前に、何か他にあなたにできることはないでしょうか？

アリシア：例えばどんな？

治療者：あなたの選択肢としては何がありますか？

アリシア：何かしら言うことはできるように思えますね……。

　この対話から一連の生産的なロールプレイにつながっていき、そこでアリシアはさまざまなことを、回りくどいもの（「私の探していたページはどこなの」）から直接的すぎるもの（「あなたが何一つこなせないのにはうんざり！」）まで言ってみた。まずは、質問調から始めていった（「サリー、あのページ

はどこなの？」）。後の方になると、治療者からの励ましによって（「それは質問になっていますね。質問調でいくか、宣言調でいくかどちらがいいでしょうか？」）、宣言調として「諸々のことについて私が感じていることをあなたに話す必要があるの。あなたを頼りにしているから重要なことを私がお願いしているはず。でも失望しているの」とした。彼女と治療者はまた彼女の声のトーンの調整についても話し合って練習して、あまり弱々しくも、強すぎにもならないようにした。

　諸セッションでの話し合いでは、家庭内よりむしろその外での困難な関係性に取り組んだが、治療では一般的には家庭内の結婚での不和に焦点を当てていた。しかし、いったんアリシアがサリーとの問題を持ち出すと、それもまた重要かつ並行もしている事例であることが治療者には見えてきた。この中でこそ、アリシアは自分の感情への理解と、それらの表現の調節を生産的なあり方でできるだろうと見てとったのだ。この材料に取り掛ることで、アリシアがセッションでその話題を持ち出したことが妥当だと認めることができ、また、確かに対人関係上の不和における彼女の苛立ちという共通のテーマを維持することもできたのだ。この作業に焦点を当てることはまた、アリシアにとって彼女の感情をテストするに当たって、かなり厳しい雰囲気である夫婦間を焦点化するよりずっと「安全な」場所であるようであった。これは治療者の計画にはなかったものの、患者からの材料の提示に直面した場合の、合理的な調整であるだろう。

　第7セッションは治療者の問いで始まった。「前回お会いしてからいかがでしたか？」。アリシアはより明るく落ち着いて見え、自分がサリーと面談を設定して、平静にかつ相手に配慮しながら自己主張したと答えてきた。サリーは詫び、自分がどんなにアリシアを尊敬し、彼女の仕事を手伝いたいかを述べながら、泣き崩れて謝罪した。アリシアはサリーが泣き出したのには少しぎょっとしたが、このやりとりのあり方には満足できたと報告した。それに加えて、サリーはそれ以来、効率的かつ信用できるようになったのだ。治療者はこのやりとりの間、アリシアがどのように感じたのかを探った。

　　アリシア：初めは緊張していましたが、それから本当に楽になり、本当によくなりました。私たちが話を終えて彼女が自分の机に戻るまでには、私は状況をよりコントロールできるように感じていました。

治療者：それはすごい！　そしてそれからどう感じておられますか？

アリシア：ずっといい感じで、よりリラックスしています。でも自分の何かを取り去ってしまったとも。

治療者：それはすばらしい。つまり、今話し合ってきたのはこういうことです。あなたはリスクをとって自分の感情を持ち出してみた。サリーさんもそれを聞いてくれて、関係性もあなたにとってよりよく感じられるようになった。そしてあなたもよりよく感じられるようになった。

アリシア：はい、その通りです。

治療者：すごい！　そしてもしサリーさんとこういうことができるのであれば、きっと同じアプローチがデイブさんにも効きませんか？

アリシア：デイブ？　はい、やってみる価値はありますね。

　このように心を強く持った（まだ慎重であるにせよ）アリシアは、夫婦の関係性における緊張についてより多くを話した。彼女はデイブに十分にサポートしてもらえず排除されているように感じている――今でもそれを考えると、彼に対して怒ってしまう。夫婦は公の場や子どもたちに対しては表向き平静を維持してはいるが、夫婦ではほとんど話さないし物理的接触もめったになかった。

アリシア：私は傷ついて怒っています。彼が私の面倒を見てくれているようには見えません。彼はただそう振る舞っているだけなんです。

治療者：あなたがそう思われていることを彼はご存知でしょうか？

アリシア：もちろん。

治療者：彼にお話しになりましたか？

アリシア：たくさんは話していません。でも私の彼への振る舞い方でわかっているに違いありません。その都度、私の彼に対する見方から感じ取っているに違いありません。

治療者：どんなことを？

アリシア：わかりません。彼は本当に気づいているはずです。

治療者：彼に気にかけてもらうことについて、どういう風にあなたは示してもらいたいですか？

アリシア：彼に両腕で抱いてもらい私にそう言ってほしいんです。でも

それは彼のやり方ではないですね。少なくとも最近では。

治療者：あなたは彼に抱きしめてはっきり言ってもらいたいんですね。

アリシア：はい！

治療者：それらはあなたにとって理にかなった感情でしょうか？

アリシア：はい。そう思います。

治療者：大丈夫、私もそう思います。あなたが彼にそう行動してほしいと思っていることについて彼の方でも知っていると、あなたは確かにそう思いますか？

アリシア：そうに違いないと。彼はそのはずです。

治療者：彼に知らせるにはどんな選択肢があなたにはあるでしょう？

アリシア：サリーの場合と同じように、きっと彼に対して言えるとも思います。でも私がそこまでするなんておかしいのです。

治療者：自然に彼がそうできるとよりすばらしいでしょうね。でもおっしゃったことから見ると、それには時間が経ってしまっている。それでは、どのようにあなたは自分の求めることを伝えることができるでしょうか？

アリシア：こんな感じでしょうか──デイブ、あなたに私がどう感じているか話す必要があるの……［語尾小さくなる］

治療者：［一拍待って］そう、そして？

アリシア：私たちの結婚には問題があったと感じる。でも私はそれをよくしていきたいの。私たちの間の距離のせいで、私は傷ついて鬱憤がたまっている感じなの。たぶん私の問題なんだろうし、あなたが私を空っぽの政治屋、とも思っていることはわかる。でも……。

治療者：そして？

アリシア：あなたを愛している。私を両腕で抱きしめてほしい、私に心配ないって言ってほしい──うーん、これはなんか安っぽいですよ！

治療者：そうですか？　私にはとても真摯で思いやりがあるものに思えましたよ。でもどんなふうに変えてみたいですか？

治療者と彼女は他のいくつかのアプローチを試していった。

第8セッションでは実質的な展開はなかった。アリシアは夫に話すことを考えてはいたが、まだ取り掛かるには至っていなかった──彼女は一歩譲って

自分が怖がっているのだ、と認めた。彼女と治療者はこのセッションを使っ
て、彼女の感情を探り、さらにロールプレイを重ねた。とりわけ、うまくい
かなかった場合に備えての練習も行った。もしデイブが会話も避けたり、彼
女を遠ざけたりうんざりしたりしているような場合は、どのようにアリシア
は対処できるだろうか？　彼女と治療者は結婚において「活動を通じてやっ
ていく」のではなくむしろ「感情を通じてやっていく」ことを話し合うこと
になった。

　第9セッション、ここで治療者はアリシアが自分の感情でデイブとすでに
向き合っていることを強く望んでいたのだったが、またしてもあまり重要な
出来事に触れないまま進めることになった。アリシアは自分の事務所のこと
について語った。サリーはよりいい仕事をしていた。そして彼女の子どもた
ちとの関係性についても語った。こちらもより深まり、改善しているとのこ
とだった。彼女とデイブは数か月間セックスをしていなかった。そして彼女
はそれについての鬱憤を語った。治療者は尋ねた。「それに対処するにはどう
いう選択肢があるでしょうか？」

セッション10

アリシア：「前回お会いしてからいかがですか」といつもお尋ねになりま
　　　すが、今回は私はやってのけましたよ。あなたの言う通り、本当に面
　　　白いことがあったんです。私は思い切って飛び込むように彼に話して
　　　──うまくいったんです！

治療者：すごい！　教えてください！

アリシア：そう、あの晩夕食のときに、私は話したいことがあると彼に
　　　言って、そして彼は戸惑って少し緊張してはいましたが、わかったと
　　　言ってきました。それから娘たちを寝かしつけた後、白ワインを1本
　　　開けて、2人で話したんです。こちらで練習した筋書を試して、完全
　　　にスムーズにはいかなかったけれども、でもとてもうまくいきました。
　　　彼を愛していること、いろんなことすべてに傷つき、鬱憤を感じてい
　　　ることを彼に話しました。彼がもう私にうんざりしてしまったのでは
　　　ということ、特にセックスに関して、本当に鬱憤がたまっていること
　　　を。そして彼に私を抱きしめてほしいと言った段になって、彼は本当
　　　に抱きしめてくれたんです。それから本当に久しぶりにセックスをし

ました。最初は少しぎこちなかったけれども、でも今までにないほど
近づいたように感じました。私は緊張していましたが、でも彼をより
信頼できるように感じてもいます。ここで話し合ってきたことがここ
にきて、全部一度にやって来たようでした。

治療者：すごかったですね。大変な仕事をやり終えられたんですよ。ど
ういう風に感じておられますか？

アリシア：とてもよく感じられました。その翌朝は少し心配でした。こ
れは続くのだろうか？と。そしてその晩は緊張しました。だってデイ
ブが、私と話があると言ってきたんです。私はきっと何もかもおしま
いになってしまうのだろうと、一瞬思い込みました。でも、彼が話し
たかったのは、どういう風に私が爆発、激怒してしまうのかについて
でした。ここ数週間それが起きていないことに彼は気づいていました
が、私の爆発は本当に私たちの関係性を傷つけるものだ、とも言いま
した。

治療者：（期待を持って見つめる）

アリシア：そう、そしてまず最初は何と言ったらいいかわかりませんでし
た。彼も緊張していたので私も緊張してしまったんだと思います。で
も私はここで話し合ってきたことを考えていたとも思います。そして
……自分がPTSDのせいで怒りの問題を抱えていると彼に話しました。
でも今私はもっと直接、自分の感情を表現しようとしているんだ、と。
そしてたぶんそのおかげで私は爆発せずに済んできたんだ、とも。［間］

治療者：そして？

アリシア：そう、彼は私を信じてくれたんだと思います。とにかくこの話
もうまく終わりました。そして私たちは二晩続けて愛し合ったんです
──本当に思い出せないぐらい、未だかつてなかったことですよ。そ
うしていろいろな物事をしっかり固められたんです。それからはとて
もすばらしいです。私はこれが続かないのではと不安でしたが、今の
ところ続いています。まだしっかりといろいろ確信を持ってはいませ
んが、でもみんな前よりもずっとよりしっかりできています。

　この時点で、アリシアは明確にPTSDからの寛解を遂げたようだった。残
りの諸セッションで彼女の結婚生活の改善は持続し、強化もされていった。

アリシアは今では自分の諸感情に注意を払うことの重要性を自然に認識できるようになり、自分がどう感じているかを人々に語ることを重視するようにもなった。彼女が鬱憤を特定し表現することに熟練していくにつれて、怒りも膨らんでいかなくなり、彼女もよりリラックスできているようだった。もう怒りの爆発に至ることもなかった。

> **アリシア**：今では違います。ご存知のように、私はデイブにもジョアニーやクララ、家族みんなにいつも愛していると言っていました。でもこれは一種の繰り返しでしかなかったんです。今は本当にリアルに感じます——より暖かく、より身近に。そしてみんながそういう風に聞いてくれるのもわかるんです。
>
> **治療者**：それはどこでわかりますか？
>
> **アリシア**：みんなが応えてくれるときの暖かさで、です。今では私たちみんなが本当に意味を込めているんです。そして——先生の次の質問はわかっていますよ。ずっとよい感じがしています。
>
> **治療者**：それはすごい。

　終結期は順調に進んだ。彼女は関係が全般的にほぐれてきたことを報告してきた。それは家庭だけではなく、職場や友人、親族とも同様であり、彼女はより「くつろいで」、ずっとリラックスして自然に心のこもったやりとりを持てるようになり、時折はやりとりの中でおびえてしまうこともあるものの、基本的には新たな発見の喜びを感じると言った。公的な場でのスピーチさえも、よりリラックスし「リアル」なものになったのだ。治療者側は彼女が子ども時代に受けた虐待の問題を再び持ち出すことはなかったが、アリシアは自然と現在の自分の母に対する、より大きなアンビバレンスを表現し始めた。彼女が感情とうまく付き合えるようになったことを示す出来事が起きたのは、最後から1つ前、第13セッションでのことだった。そのセッションで彼女は泣き崩れて、彼女は治療を続けたくはなく、その必要も感じてはいないが、治療者にもう会いに来られなくなるのはさびしい、本当にこれ以上はないほど提供してくれた助けに感謝していると語った。治療者はこの感情の流出を中断させることなく、しかしそのセッションの後半で、リスクをとってこの難しい仕事をやり遂げたのは誰なのかを彼女自身に思い起こさせた。

治療者：感謝していただいてうれしいです。でも本当は、ここまでよくなったのは、あなたのおかげなんですよ（そして**ものすごくよくなりました！**）。あなたこそが自分のさまざまな感情と向き合うリスクをとって、それを周囲の人々に表現するリスクをとったんです。私はある程度のコーチはしたかもしれません。でも各セッションの間、難しい作業に向き合ってそれをなし遂げたのはあなた自身なんです。

　終結時、アリシアのCAPSスコアは55から15（寛解）に軽減していた。9か月後のフォローアップでも、彼女は順調を保っていた。

　本症例は「役割をめぐる不和」を治療する、一般的なIPTのパターンに当てはまる。しかしまた、IPTのPTSD治療への適用のいくつかの面を描き出してもいる。アリシアは、当初PTSDによりひどく解離していて麻痺している患者の、強力な例を提供しているのだ。初期の治療での諸セッションでは、さまざまな感情を特定して名づけることに焦点を当てた。その慢性PTSDにもかかわらずとてもよく機能していた彼女は、気持ちをしっかり持った患者であり、効果的に自分の感情に立ち向かい、自ら大きなリスクをとってそれらを周囲の他者に表現していった。感謝すべきことに、周囲の人々もポジティブに対応してくれて、それは彼女の、自分が自分の主であるという感覚を強化していった。14週間の終わりまでには、彼女の感情への意識と対人関係機能は劇的によくなっていた。そして結果として、彼女のPTSDも寛解した。彼女の夫デイブとの関係性が「役割をめぐる不和」から社会的サポートにシフトしていったのだ。

　アリシアの、明らかに恐るべき虐待を受けた子ども時代へのエクスポージャーには、この治療では立ち戻ることはなかった。実際に、どんなにその子ども時代が恐ろしいものだったかについては決して十分に明かされることはなかった。つまり、彼女と治療者はそれを探ることをしなかったからだ。それは明らかに児童虐待と判断される虐待であり、トラウマとしてもPTSDの診断基準Aに当てはまってはいたし、彼女の障害を説明する原因として適合していた。だがアリシアには過去を掘り返そうという気もなく、それは、少なくとも急速に彼女をそのPTSDから解放するためには、そうする必要がないことを示してもいたのだ。

　この治療でのIPTは、エクスポージャー療法上の目的でも——トラウマの

再体験──また精神力動的精神療法での解釈上の目的でも、過去を掘り起こすことはなかった。たまたまアリシアが、自分の母のようには怒りたくはないと持ち出してきたときは、治療者はそれしか選択肢がないのかどうか、そして完全な抑圧と怒りの爆発の2つしか選択肢がないのかどうかを尋ねた。ロールプレイと、その結果としての実生活でのやりとりで、他の選択肢があることが示されたのだ。

症例2

　37歳のビクターは、独身のヒスパニック系、ローマカトリックであり同性愛者、事務職であり、次のような主訴を抱えていた。「私はなぜ私がここに存在しているのかがわからないんです。ただ自分の人生を憎んでいるだけなんです」。彼は「メール・サバイバー」という、性的虐待を受けた男性を支援する組織に相談をしていた。ビクターは慢性PTSDと大うつ病両方の診断基準に当てはまっていた。CAPSスコアは75（重度のPTSD）でハミルトン抑うつ評価尺度では23（重度）であった。彼は子ども時代に繰り返し身体的に虐待を受けたと報告していた。それは彼の司祭によるもので、彼が祭壇係を務めていた数年間に始まった。その司祭は彼に秘密を守らせ、かつ罰が当たると脅しもした。とうとう彼が自分の母に打ち明けたときにも、母は「冒涜行為」を信じもせず彼をぶったのだった。彼は男娼となり、その間複数回レイプもされた。

　現在、彼は地位の低い事務職として勤務し、そこではトラブルを避けるよう努力している。自分の意見を言うこともなく目に見えて苛立っており、どうしようもない救われなさを漂わせていた。同僚や上司からいびられてもいた。中でも、同僚のマークはよく彼にきつく当たった。彼の同性愛を中傷しハラスメントをしてきた。ビクターは他者を信用できないだろうと感じていた──「みんなは私を利用するだけです」──そして彼には信頼できそうな人物もいなかったのだ。彼が4歳のとき、父は亡くなっていた。フロリダ在住の母とも、異性愛者である2人の兄たちともほとんど会っていなかった。彼が言うには、自分は家族のみんなのところには決して行かない、というのもみんな彼を排除するだろうからだ、とのことだった。それゆえ、彼に利用可能な社会的サポートはほとんど皆無だった。

家族の既往歴にはアルコールの乱用とうつが見られた。そしてビクターも苦痛を和らげるため自分は深酒をすると認識していた。「眠るために飲みます」。彼はてんかんを否定し、「時折」以上のブラックアウトも否定した。そして他の薬物の使用も否定した。彼は過去数年で3～4回の自殺企図をしていた。麻痺と絶望の中、軽く手首を切っていたのだ。彼は境界性パーソナリティ障害の5つの診断基準要件のうちの4つに当てはまっていた。若い頃に、性感染症の治療を受けたことがあったが、HIV陰性であった。彼の既往歴には、それ以外に役立つものはなかった。

　ビクターは、痩せてハンサムで、注意深げで黒い髪にオリーブ色の肌の男性で、実年齢相応に見えた。よい身なりであり、落ち着いた服装をしていた。彼は落ち着かず、やや苛立って見え、臆病でわずかに男性的ではない動きもあった。彼はめったに目を合わせず、部屋の隅を見ていた。話し方は柔らかく、ためらいがちであったが流暢で、語尾は小さくなる傾向にあった。彼の気分は不安かつ憂鬱であり、解離して固定した感情を伴っていた。彼の考え方はひどく目的指向であったが、注意散漫でもあった。彼は精神病症状は否定した。人生は苦痛でありほぼ生きるに値しないと感じてはいたが、彼は自殺の計画や意図は否定していた。その洞察は限られていた。彼はあくまで相談の結果として治療に来たのであり、自分をただ損なわれた、無用な人間であると感じ、将来にあまり希望も抱いていなかった。「ビクター（勝利）なんて——私は負け犬です」。その感覚は明晰だった。

　治療者はビクターに、治療可能な病としてのPTSDの診断を与えた。また彼がかなりのうつ状態でありそれらの条件が重複していることを伝えた。「これは治療可能ですし、またあなたが悪いわけでもありません。誰も望んでPTSDにはなりませんが、あなたは生涯にわたってひどい扱いを受けてきました。その司祭から始まって、大きな打撃を受けてきたんです」。治療者はビクターにPTSDのためのIPTの手引きのプリント（本書付録参照）を与え、PTSDは彼の生活の多大な領域を傷つけているようであり、彼の対人関係の中で、自分自身を——特にマークから——守ることを困難にしていると伝えた。

　ビクターは7年間真面目に現職で働いてきていたが、いつも劣等感や不全感を感じ、他者にいびられ痛めつけられてきていた。彼の立場は受動的で、自分の意見を言うこともなく対立することもなかった。彼の報告によると、自分はトラブルを好まず、他者に立ち向かうことで「トラブルに巻き込まれ」

たくないのだ、と言う。怒ることに関して尋ねられて、彼は単純に、怒らない、と言った。多くの同僚たちが彼を無視する中で、進んで彼を利用しにかかってくる者もいて、彼が拒んでこないと見て取ると自分の仕事を彼に押し付けていたのだ。他にも、マークのように、堂々と傷つけてきたりサディスティックになってくる者もいた。マークは彼を軽蔑の言葉で迎え（「おい、ほら、おかまだ！」）、あるいは、彼に対して人前で公然と侮蔑してもいた。マークは残業を押し付けたりするのみならず、彼の机にゴミまで置いたのだ。会社でマークはビクターより上の職位でもなかったのだが、とにかくビクターは降りかかってくる仕事を引き受けてしまいがちであり、オフィス内のプレッシャーからの、少なくとも逃避として仕事にはまり込んでいた。このようなことが少なくともこの1年続いていた。

> **治療者**：マークさんのあなたへの態度をどう感じておられますか？
>
> **ビクター**：ただ無視しようとしています。
>
> **治療者**：それは難しいはずです。何か反応するはずだと思うのですが？
>
> **ビクター**：単に、彼はいいやつではないんです。
>
> **治療者**：なるほど。
>
> **ビクター**：……彼は意地悪です。
>
> **治療者**：おっしゃる通り、確かに彼のあなたに対する態度は意地悪に聞こえますね。実に意地が悪い。でも彼が意地悪をしてくるとき、あなたは何を感じますか？　あなたには感情的な反応があるはずです。
>
> **ビクター**：わかりません。私はあまり何も感じないんです。そういうのに慣れていますから。
>
> **治療者**：彼に当てこすられても、何も感じないんでしょうか？
>
> **ビクター**：嫌だ、と思います。でもそれはよくありません。
>
> **治療者**：そんなことないんですよ。嫌な思いはあなたのせいじゃありません。彼に対してはどう感じていますか？
>
> **ビクター**：わかりません。私は麻痺していて、空っぽなんです。
>
> **治療者**：あなたが嫌だ、と言うときの、その感情を名づけるとしたら？
>
> **ビクター**：頭にくる？

このように感情がぼんやりとしており、進展は徐々であったが、最初の数

セッションを通じて、ビクターはだんだん自分が**何か**を感じていることを意識するようになっていった。

　少し傷つき、マークに対して少しは怒りを感じていること。第3セッションで、治療者は問題を「役割をめぐる不和」と位置付けた。ビクターはマークから（ほかのみんなからも）まともな扱いを受けるべき資格があったのに、それを得ていなかったのだ。

> **治療者**：今までお話ししてきたように、あなたはPTSDとうつ病を患っておられます。共に治療可能な状態で、あなたが悪いわけでもありません。この14週間のセッションでよくなる可能性はとても高いのです。まだ3回目ですね。私の理解では、あなたはマークさんと大変苦痛に満ちた関係性にあり、ある程度は周囲の他の人々ともそうです。これらの一方的な関係性ではみんながあなたを利用しにかかってきていて、意地悪く当たり、まともに扱ってもいません。この種の苦痛をもたらす関係性は、「**役割をめぐる不和**」と呼ばれています。あなたがその関係性をより公平でまともなものにできる工夫を私と一緒に見出していければ、あなたの職場での状況がよくなるだけではなく——より安全で安心を感じられるようになります——PTSDとうつ病の症状もきっと改善します。自分の人生をよりよくできるでしょうし、またよりよく感じることでしょう。あなたにはこれをあと数週間でやり遂げるチャンスがあると思います。これには納得いただけるでしょうか？
>
> **ビクター**：ある程度は納得できます。でも私にできるかどうか。
>
> **治療者**：その種の悲観主義はうつ病の話し方なんですよ。私はあなたに勝ち目はかなりあると見ています。やってみる価値はありませんか？
>
> **ビクター**：はい。まあ、傷つくこともないでしょう。

　ビクターの繰り返し受けた虐待と再被害者化の履歴を認識した上で、治療者は治療の諸セッションで何であれ不快に思うことがあれば取り上げてくれるよう、ビクターを励ました（「もし何か私があなたを困らせるようなことがあったら教えてください。そういうつもりはないのです」）——治療者側は決してそれで馬鹿にされたように思うことはなく、実際にはセッション中に彼が自分の感情を取り上げてくれることを歓迎するはずだ、と。この励ましの

第9章　PTSDのためのIPT——役割をめぐる不和

131

後、ビクターは少しリラックスしたが、決して治療に対する反発を示すことはなかった。

　治療者は、彼が不当に扱われていることを知るための鍵となる方法は、自分の感情を通してみることだ、と指摘した。それらの感情こそがビクターが慢性的に報告してきた麻痺を打破し始めているのだ、と。怒りや傷心は不当な扱いへの反応であった。ビクターがそのような諸感情を取り上げる都度、治療者は複数のセッションをかけて、それらを正常なものと受け入れるように努めた。「それらは『悪い』感情たちではないのです。それらは他の人々の悪い行動に対する適切な反応なのです！」。しかしビクターはずっと受け身がちであり、対立した経験も乏しく、それらの感情を認識してそれによって行動することをためらったままだった。治療者は**ルール違反（トランスグレッション）の概念**（本書第6章を参照）を持ち出して、彼を動かそうと試みた。

> **治療者**：明文化されているにせよいないにせよ、みんなが知っている社会の法というものがありますよね。公正なものは公正であり、不公正は不公正なんです。みんなが悪として合意している行動があるんです——もし誰かがそれを仕掛けてきた場合には、あなたが怒ることは正しく、また少なくとも、謝罪を求めるに値するのです。マークさんのあなたへの態度——侮辱、侮蔑——これは人間として他人にしてはならないことです。それを嫌だと思う確固とした地盤が、誰にでもあるのですよ。
>
> **ビクター**：なるほど。謝罪を求める、か。

2人はビクターの対処法について、ロールプレイを行った。

> **ビクター**：（ためらいつつ）「マーク、いつも僕を侮辱するのをやめてくれ。ガラクタを人の机に置くなんて、どんな人間であれ他人をこんな風に扱うもんじゃない。謝罪しろ。」
>
> **治療者**：今のはどう感じましたか？
>
> **ビクター**：わかりません。作り物のような。かなり弱虫っぽい。
>
> **治療者**：あなたが言いたかったことは言えていましたか？
>
> **ビクター**：はい、言いたい内容はいいんですよね。ただ、言い方の問題

なんですよ。

治療者：どこがよくない感じでしょう。

ビクター：強い感じに聞こえないんですよね——そんなことを言ったら彼は猛反発してきそうだ。

治療者：彼はどういう風に返してくるでしょうか？

ビクター：こう言ってくるでしょうね。「この野郎——誰に対してそんな口を聞いていると思っているんだ、このおかま野郎が」。

治療者：それはひどい。でももし彼がそう言ってきたら、どう言い返せますか？

ビクター：言い返す？……こう言うでしょうね。「その手の話し方は誰にだってするもんじゃない——謝るのはそっちだ」。でもこれでも強くないんですよね。

治療者：つまり、中身はよい。でも伝え方が嫌なんですね。

ビクター：はい。

治療者：そうですね、もう一度やってみましょう。今度はどう言ってやりますか？

ビクター：より強めに。こんな風に［より大声で］——「僕にそういう口を聞くな、このいじめ野郎！」

治療者：今度はどうでした？

ビクター：少しましでした。

治療者：これには彼はどう返してくるでしょうか？

ビクター：そうですね、殴りかかってくると思います。でも本当に——私が何か言ったら彼はショックを受けると思います。……あるいは、「結構だね！ 二度とそんな口を僕に聞くな、この、身体だけ成長したいじめ野郎、何ならしかるべき筋に報告するぞ。さあ、謝罪しろ」。

　治療者は「いじめ野郎」はマークの描写として完璧だとコメントした。2人はロールプレイを続く2回のセッションでも続けた（「それに自分の仕事をこっちに押し付けてくるんじゃない——自分でやれ！」）。第8セッションにビクターはより明るい様子でやってきた。そして他の同僚、ジムに立ち向かってうまくいったと報告してきた。ジムは謝ってきて、困らせるつもりはなかったのだと言った。これに力を得た彼はマークにもかかっていった。こちら

も驚くほどうまくいった。マークは正確に言えば謝罪こそしなかったが、しょげ返りどぎまぎしていた。大口をほんの一回叩いた後には、マークは彼に構ってこなくなったのだ。ビクターは解放感を感じ、自分自身をよりよく感じた。それに続く数週間にわたって、実際に出勤するのが怖くなくなり、むしろよりよく感じるようになったと報告してきた。何かより安全な場所に感じられるようになってきたのだ。彼は自分を守ることができるようになり、よりよく感じていた。何人かは少し彼にまともに応対するようにさえなってきた。

　怒りを認識し、また表現することの益について新たに評価することで、ビクターは新たな問題を第10セッションで持ち出してきた。そもそもトラブルはあの司祭による凌辱に端を発していた。彼は新聞でカトリック教会でのこの醜聞について読んできていた。たぶん、教会からも謝罪を求めるべきではないか？　治療者は耳を傾けて、どう感じているかを尋ねた。

　　　ビクター：あの司祭は私に恐るべきことをしたと思います。彼の神聖な
　　　職場を利用して私を辱め、かつ黙らせた。私は未だに傷つき、恥ずか
　　　しく思っているし、怒っています。私は彼は**まさに**私に謝罪しなけれ
　　　ばならないと思います。
　　　治療者：あなたは自分の感情を信頼すべきだと、私は思います。

　ビクターは自分の教区に赴き、どのように物事を進めるのかを尋ねた。また、この問題に近しい組織である「メール・サバイバー」にも尋ねた。こちらはサポート、励まし、情報を提供してくれた。彼は正式な訴状を提出し、よい感触を得た。また自分の家族とより近しい、オープンな関係を持つという主題を彼は持ち出してきて、彼の兄の1人との会話のロールプレイを行った。しかしそれ以上は進もうとはしなかった。

　職場では順調に進んでいた。マークはもうトラブルを仕向けてこなくなり、実際にビクターが彼に立ち向かったことがもっともな結果をもたらしているようだった。他の同僚もマークへの不同意を示したのだ。これはより安全な感じをもたらした。ある1人の同僚は、ビクターに昼食を一緒に食べないかと声をかけてきた。彼はナーバスにはなったが行くことにした。少しぎこちなかったものの、こちらもとてもうまくいったのだ。ビクターは同僚の数人

には親しさを感じるようになった。自分の防衛的な立場から歩み出していくにつれ、みんなも彼に対してポジティブに対応してきたのだ。

　治療が終結期に近づく中、ビクターと治療者は彼の社会生活について話し合った。治療者は疑問を口にした。彼が職場で自分にとってより安全な空間を作れたのだから、不同意の反応として怒りを用い、関係性の再交渉を行うことによって、社会生活でのリスクもビクターにとって安全になるのではないだろうか？　社会機能でのルールは職場での仕事より曖昧ではあるが、ビクターは原則をもう把握しているようだった。ビクターはこれは将来の目標であると合意していた。本治療の終わりまでには、14セッションで彼はどんどん職場の知人たちとうまくやれるようになってはいたのだが、いわゆる恋愛関係のリスクはとっていなかった。彼のCAPSスコアは24に軽減し、もう彼はPTSDの正式な診断基準には当てはまっていなかった。彼のハミルトン抑うつ評価尺度は8に軽減し、寛解に相当していた。境界性パーソナリティ障害の諸症状の兆しもなかった。彼はもうリストカットなどもしなかった。人生は生きる価値があると感じていて、将来にいくらかの希望も抱いていた。

　ビクターは6か月後の電話連絡はしてこなかったが、その年末に、治療者は彼から長い手紙を受け取った。ビクターはすべて順調です、と報告していた。よりよく感じることができ、より安全で、より自分に確信を感じており、仮に未だ少し不安があるにせよ、決して麻痺ではなく、うつでもなく、以前とは違う、と。彼は職場で昇進を提案されて引き受けてもいた。その職場でも彼はみんなとうまくやっていた。大きな安らぎをもたらしたのは、他の部署にマークが異動になったことだ。ビクターは自分の母や兄の1人と自分の人生、とりわけあの司祭の問題について語った。今度はみんな彼を信じていると言ってくれたのだ。これはとても満足できることだった。教会からは何の返事もなく、満足も得られない状態だった。彼はほんの少しデートはしたが、その点ではまだまだ準備が必要だと感じていて、さらなる精神療法の紹介を依頼もしてきていた。

　子ども時代の初期に繰り返しこうむったトラウマは、しばしば本例のように現れてくる。打ちのめされて、受動的に、感情的に切り離されたようになる。そのような状況下でも、もし治療者が、患者の感情とその対人関係上の意味への患者自身の関心に関わっていくことができれば、その対人関係上の機能での成長には大きな可能性があるのだ。これまで治療を受けたことがな

第9章　PTSDのためのIPT──役割をめぐる不和

135

かったビクターは、多くのあり方でモデルとなる患者である。彼は不安でためらいを感じていたにもかかわらず、動機を持っており、その慢性症状と環境の貧困さにもかかわらず、決意があった。おそらくは14週間の期間制限のプレッシャーを感じることも、この簡潔な治療を彼に最大限に活用させたのだ。

　ビクターがこうむったトラウマのパターンは明確ではあるが、治療者はそれを詳述したり再体験したりすることには焦点を当てず、またトラウマとなった思い出に直面することにも焦点を当てなかった。最終的にビクターが自分を凌辱した司祭と向き合おうと試みたにせよ、それを主導したのは彼自身であって——治療者はそのようなことを取り上げたりしてはいなかった——まず職場でマークに立ち向かったことから自然につながっていったものだった。ここで注記しておくが、治療者はこの症例を「役割をめぐる不和」、そして「役割の変化」、その両方として位置付けていた。この「役割の変化」は数年にわたる虐待に関わっていただろう。「役割をめぐる不和」のフォーマットは、このビクターが現状の職場で耐えていた葛藤を考えると、適切に見える。

　ビクターは調査研究での患者であって、治療は14週間で終えねばならなかった。彼はこの時点でほぼ寛解していた（技術的にはCAPSスコアの20はPTSDの寛解を示す。しかし最早彼はDSM-IVでのPTSDと気分障害、その双方の診断基準に当てはまってもいなかった）。しかしそれでも、彼はまさに新たなバランスを見出して、今新たにポジティブな一歩を踏み出しているところだった。これが研究上のプロトコルでなかったら、IPTの継続あるいは維持が助けになっていただろう。ビクターが1年後に手紙を書いてきた折、治療者はその紹介をした。

第10章
PTSDのためのIPT——終結期と維持

終結期

治療者は終結について、全14セッションの第10~11セッションで通知せねばならない。とはいえリスクの高い患者に対しては、この問題を早めに持ち出した方が多くの場合助けになる。つまり患者たちは最初からこの治療が期間限定であることを知っており、普通はこのIPTの終了によく耐えることができる。もしよくなっている場合には、患者たちはそもそも治療を続けたがらないかもしれない。もしIPTが14週間で患者の助けとならなかった場合は、現実的には、よりその患者の助けとなる可能性のある、他の治療法に切り替えるべき時期かもしれない。

終結期の課題には特に以下が含まれる。

- 患者がここまでの治療で得たことを確かなものにする。
- いったん治療を終えるに当たり、患者には力があるという感覚を増強する。
- 感情面で治療の終了を認識する。
- 次の諸ステップを決定する。

治療で得たことを確かなものにすること。治療者は患者が自分が持っている力と自信の感覚と共に治療を終えることができるよう、治療の間に患者が得たことを確認し、それは確かに患者の努力によるものだと強調して、支え

ていく。この努力において患者が中心的な役割を果たしてきたことは、IPT
では通常は明確である。というのも治療の間に起きたことは、明らかに診察
室の外、患者の実生活で起きたことだからだ。治療者はよいコーチではある
かもしれないが、しかし困難な仕事をやり遂げ、改善の功績を讃えられるべ
きなのはあくまで患者である。

　「なぜあなたは前よりも気分がよいのですか？」と尋ねるのも助けになる。
この問いは、治療への反応あるいは寛解への道のりで患者が乗り越えてきた
大変重要な各ステップの確認につながるのだ。IPTを受けた患者には、通常、
特に以下のようなものがあるだろう。

- 麻痺と解離から、感情の気づきというリスクをとるようになったこと。
- 自分の気持ちは正常で正当なものだという感覚、および気持ちには意味
  があるという感覚が増していること。特に怒り、悲しみ、不安などのネ
  ガティブな感情に対しての。
- それらの気持ちを表現する際にあえて対立するリスクをとること（通常
  は相当なロールプレイの後）。
- 新たな対人関係上のスキル（自分の気持ちを伝える、怒りの表現、謝罪
  の要求）。
- 鍵となる重要な瞬間。例えばマーティナがジェイミーに向き合ったとき、
  レオナルドが泣き崩れそしてローズに話したとき、アリシアがデイブに
  語りかけたとき、ビクターがマークに立ち向かったとき。
- （まだ身震いすることもあるかもしれないが）より強いアイデンティテ
  ィの感覚——環境をより主体的に管理できる、レジリエンスを有するも
  のとして、サバイバーとして——自分の人生を自らコントロールして症
  状を軽減させる患者としての。

　これらを振り返ることが、将来患者に起こる対人関係上の変化とスキルを
強化する助けになる。これらのすべての手段や行動はきっと患者により大き
な力量と独立の感覚をもたらしていくだろう。IPTのアプローチを受け入れ
た後は、患者はよりよく機能し、健康を維持するためにもう治療を必要とし
ないかもしれない。ここでは治療者の目標は、患者がなし遂げたことを自分
でしっかり認められるようすることだ。

また重要なのは、その大変につらい、自分でも弱さを感じる人生のある瞬間において、自分の人生に対して責任を持って取り組んだ結果として、患者自身が治療における成功を収めたのだと思い起こさせることだ。成功体験を思い出すことは先に述べた「非特異的因子（コモンファクター）」の1つであり、治療の結果において重要である（本書第5章参照）。

　感情面で治療の終了を認識する。終結を通知する際、治療者は一般的には次のように言う。「あなたは私たちの治療が終わりつつあることについていろいろな感情をお持ちかもしれません。それをぜひおっしゃってください」。患者は多様なあり方で話してくるだろう。終結期はほろ苦い瞬間として感じられるものだ——「素敵なチームを解散するのは悲しいことですね」——しかしまた治療からの卒業でもあるのだ。つまり、この悲しみこそは社会的シグナルであって、来たるべき別離と治療関係の喪失を反映している。終結期の悲しみは、PTSDあるいは（当てはまる場合）うつ病を生じさせたトラウマに関連する「悲哀」とは全く対照的なものである。

　また、治療者も患者と楽しく作業できたと伝えておくのもよい。そのような自己開示が、患者の終結へのさまざまな感情を妨げない限りにおいてではあるが、まずは患者の感情を引き出しておくのがベストである。

　次の諸ステップ。かなり改善した患者であっても、時には治療から離れることを恐ろしく感じる。治療者と患者は症状の再発のリスクについて話し合い、将来の困難に対処する術を準備する。患者は最善の形で、自分のトラウマの影響、その対人関係上の後遺症についての新たな認識、そして対人関係上のさらなる改善のために得たものとさまざまなツールを手にした上で治療から離れるべきである。

　終結期は、患者が直面するかもしれない将来の諸問題を予測し、それらに対処するための対人関係上の戦略を話し合うべきときである。「将来、どんな問題が予測できますか？」

　PTSDが本当に改善してきた患者にとっては、実際、その予後は大うつ病の場合よりよい可能性もある［Judd et al., 1998］。大うつ病は維持治療がないと再発しがちなのだ［Frank et al., 1990］。よくなったPTSD患者は、一般的には新たなトラウマがなければより良好な状態を保てる。社会的サポートに助けを求めて自分のさまざまな感情を表現し、肯定してもらうことによって、対人関係上のストレッサーに対処する方法を理解できている患者は、再発可能性が

もっと低いかもしれない。ある種の患者たちにとっては、治療の焦点を現在のものから、他のさまざまな併発障害に移行すること、あるいはそのために他の治療者へと紹介することが有益かもしれない。

　PTSDのための短期IPT（14週間）で改善を見なかった患者、あるいは最小限の改善を見たが、いまだに相当症状が残っていて治療の継続が必要な患者の場合は、適切に他の治療者への紹介などをしておかなければならない。IPTに反応しなかった患者たちへの対応としては、特にセロトニン再取り込み阻害薬（SRI）での薬物療法、持続エクスポージャー療法などの精神療法、認知処理療法、あるいは他のはっきり検証されたさまざまな治療法が含まれるだろう。私たちのRCTでは、14週間の研究治療に反応しなかった患者には、他の治療研究のうちの1つ（IPT、持続エクスポージャー療法、リラクセーション療法）、薬物療法、あるいは以上を組み合わせたものを提供していた。これらの患者の多くは2回目の治療コースでは結果的には反応を見せた。

　PTSD患者（他の診断名であっても）が改善しなかったとき、患者がこの改善の欠如を個人的失敗とはみなさないようにする。むしろ**治療**の方が失敗したのだと思うよう助けるのが大切だ。万人に効くアプローチなど存在しないし、他の有効で適用可能な治療法が存在する。このアプローチは、奏功しなかった薬の治験にも対比できる。責められるべきは治療であって、患者ではない。そしてより効果のある他の治療を探すことである。このような環境下では、どんなものであれその治療で得たものを患者が認識することを助け、やる気を失わせないようにして有効な治療に向かって進み続けるよう助けることが重要なのである。

　IPTにおいてこれを支える1つの方法として、対人関係上の進歩の確認がある。この進歩はきっと大きなものだろう。患者はどのように前とは違う方法で対人関係に対処することを学んだのか？　患者はどのようなスキルを、かつて心身ともに距離があった人々への対処に適用してきたか？　このような領域で進歩を見せた患者は、つまりはIPTの利点を活用できたのだ。これは私たちが患者に求めていることである。これならば結果として、さまざまな症状が改善したとみなせるのだ。もしこれにも当てはまらない場合は、つまり（1）患者はもうすでにいくつかの対人関係上のスキルを獲得しているのであり、これはよいことである。また（2）約束を果たせなかったのは治療自体であり、患者ではないことをはっきりさせなければならない。

治療を終えようとしている患者に、将来また受診するように伝えるのは理にかなっている。ごく普通の開業医のアプローチを治療に取り入れるだけのことだ。「調子はよくなりましたので、お帰りになっていいですよ。もしまた調子が悪くなったら、また来てください」。この立場はIPTの、病は治療可能であり患者が悪いわけではないという立場から導かれるものだ。また治療者は、押しつけでなければ、6，9，12か月後に様子が大丈夫かどうかを確認するために、また受診できるかをどうか患者に尋ねてみてもよいだろう。たいていの患者は喜ぶ。たとえ正式に治療が終了していてもこれは継続性の感覚を提供し、治療者が患者の状態に気を配り続けることを示すことになるのだ。

維持治療

　ピッツバーグ大学でのさまざまな研究では維持治療のためのIPTが、1か月に1回ほどの低頻度のものであれ患者の再発を、再発が多い大うつ病性障害の場合でさえも予防できることを示した［例：Frank et al., 1990; Frank et al., 2007; Reynolds et al., 1999］。ある種の患者には大うつ病のための短期のIPTは相当有益であるが、しかし再発率はやはり高いのだ。これは以前に経験したさまざまな出来事のせいでもある。また、残存している高い程度のうつのせいでもある。例えば、当初ハミルトン抑うつ評価尺度で29だった患者が、治療後のスコアが14になっても、14では依然として大うつ病のぎりぎりのところである。このような患者で、すでにIPTのアプローチと治療者を見知っている者に対しては、維持治療は医療的に明らかに意味があるのだ。研究でもこれは実証されている。そのような患者に対して、IPTのアプローチでは急性期の治療を終結した上で、継続治療または維持治療のIPTに関して再契約することになる。例えば、向こう3年にわたっての毎月1回のセッションや2年にわたる毎月2回のセッションなどである。

　PTSD治療がまだ進行中の場合はどうだろうか？　多くのPTSD患者が私たちのIPT研究で改善はしたものの、まだ完全に回復しておらず、維持IPT治療が有益であろう患者も、中には多いのだ。実際、しっかり実証された何らかの治療を受けた慢性PTSD患者の多くは寛解には至らず、さらなる治療が有益であろう。私たちの臨床研究は単純にIPTが短期で効くのかどうかを

試したものであって、さらなる長期治療を検討する上で必要な第一歩にすぎない。その第一歩については肯定的な結果が得られた今、維持IPTが有効かどうかがわかっていれば助けになるのだが——データがないため、そう単純に答えることはできない。NIMHがこのところ、多額の資金を必要とする維持治療の資金を拠出しないため、私たちはその答えを得ることはしばらくはないだろう。

　PTSD患者がIPTで改善していても、いまだに症状が残っている場合にその患者が信頼している治療者と治療を継続するというのは、医療上の実践として自然に納得できる。ただそうするためには、まず治療者は元来契約した短期の治療をいったん終結させて、その上で患者の要望を取り入れた新たなスケジュールを組まねばならない。どれくらいの頻度で患者は面談を望んでいるだろうか？　将来に向けてはどれくらいの間隔を置くべきか？　どのような目標を設定するべきだろうか？　維持IPTの場合、時間経過と共に現れるかもしれない、新たな対人関係上の課題に合わせて問題領域を切り替えていける柔軟性がある。この維持アプローチは、筆者の個人的な実践では短期のIPTが有益だった患者にもよく効いてきた。

第11章
困難な状況と特別な環境

「今日、憂愁の中で自殺する人間は、もし1週間待てば生きていたかったと思ったことだろう」

—————ヴォルテール『哲学辞典』

精神医学上の他の診断を受けた人と同様に、PTSD患者もまた潜在的な臨床上のリスクを示す。治療者は常にこれらを念頭に置いてその最小化を図らねばならない。私たちの治療研究では、研究からの除外基準（例えば、物質依存の除外）、諸症状を頻繁に評価すること、危機の場合は申し出るように患者に奨励することで、リスクをかなり最小化した。

諸々の危険

自殺。PTSD患者、特にうつ病を併発している患者は臨床的に悪化するリスクを負っており、その最悪の結果が自殺である。多くの患者は少なくとも受動的希死念慮、つまり、人生はあまりに苦痛に満ちており、ほとんど生きる価値がないという感情を抱いている。私たちのオープン・トライアルの患者14名中では皆無 [Bleiberg & Markowitz, 2005] であったが、RCT [Markowitz et al., 2015] の40名中1名は自殺を試みた。希死念慮には注意深く探りを入れねばならず、治療のインテイクのときからそのリスクの水準を見極める必要がある。その患者は以前自殺を試みたことがあるか？　自らを害するような計画を立てたことがあるのか？　遺言を書いてはいないか？　私たちの研究では、治療者および診断者に対して、自殺のリスクに警戒するように求め、評価尺度を用いてリスクを評価し、何であれ自殺のリスクを示すものがあれば即座に報告してくれるよう治療スタッフに求めた。そして、その結果をスーパービジョ

ンで話し合った。患者側から希死念慮の悪化を報告してきて、自分の安全を確保するための追加評価を受けてくれるというのは、ほとんどなかった。

自分が感じる不快さのレベルに耐えられない、またこの苦痛からの解放が将来全く見込めないと、患者は自殺したくなる傾向がある。IPTの自殺に対するアプローチには以下のものが含まれる。

- 自殺したいという気持ちを、治療可能なPTSD（およびうつ病）の一症状と認識すること。これは患者が生き延びるのには大変重要なことである。患者の具合がよくなってくると、自殺したいという気持ちはきっと失せていくだろう。
- 治療者へのアクセスを提供すること。
- 問題を回避するのではなくモニターしていくこと。
- 安全を最大化すること。

治療者は以下のようにも言えるだろう。「あなたが今とても苦しくて、そこから抜け出せないようにお思いになるのはよくわかります。今はなかなかそう思えないかもしれませんが、あなたはよくなってPTSDを打ち負かす可能性が高いのです。そしてよくなったら、きっと生きたくなるのです。よくなるまで生きていることが重要なのです」。治療者は不慮の事態に備えた計画を立てておかねばならない。患者が自分のコントロールを失って自分自身を傷つけかねないような場合どうすべきか。これには患者が自分で連絡してそれらの苦痛な感情について話すことができるような、さまざまな社会的サポートも含まれる。治療者もまた、患者が追加の時間や連絡を必要とする場合に対応できるようにしなければならない。自殺を試みるより、必要な際には救急にかかる方がはるかに望ましいのだ、と患者に思ってもらえることが重要だ。

もし患者が自殺を計画している場合には、凶器になる手段へのアクセスの遮断が大切である。家族の監視の下で、薬の余分なストックを捨てる。火器銃刀などを家から遠ざけるなど。

いったん自殺のリスクがあると評価したら、それは精神医学上の症状として分類すべきである。そのリスクは患者が症候群から寛解していくにつれ、改善していくはずの一症状なのだ。ここでもIPTの医学モデルは有用な説明

となる。そして治療者の暖かいサポートと思いやりの姿勢（以下のようなことを繰り返し語りかける。「よくなるのにはもう少しかかるでしょうが、よくなれば自分を傷つけたくなくなりますよ」）が多くの患者を守ることになるに違いない。希死念慮の出現や悪化については、対人関係上の文脈で検証しなければならない。患者の苦しみや自殺関連の症状を刺激することが、何か最近起きていないだろうか？

　治療研究では、自殺リスクが見られた患者は、より頻繁に諸症状のモニターをしていった。自殺リスクが悪化している患者は、正式な研究プロトコルからは外されて、追加的な治療を受けることになった。それでも治療研究は続けたが（治療者は危機にある患者を放棄してはならない）、向精神薬での薬物療法やカップルセラピー、その他何であれ適切と思われる介入を加えることにより強化した。臨床においては、目標はIPTの有効性のテストなどではなく、あくまで患者の状態の改善を確保することである。ましてや死んでしまうことなどでは決してない。必要なら治療者はそのために介入を追加することを恐れてはならない。ここでは（バスケットボールで言うところの）「フル・コート・プレス」で精神医学上の治療に当たるのだ。

　ただ、唯一気を付けねばならないことがある。治療者は自殺傾向を精神病理学的領域の一部として認識すべきであり、ただ自殺傾向を患者が報告してきたからというだけで、IPTのみでの治療を放棄する必要はないということだ。治療者が未熟さも露わにうろたえてしまい、患者のさまざまな症状にパニックになっているところを見せるようでは、患者からの信用をしっかり得られない。この治療的冷静さ [Greenacre, 1957] と臨床的判断は、治療プログラムを変更するか否か、またいつ変更するかにあっては大切になる。さまざまな治療要素を混合して折衷することでは、実際には、治療テーマをぼやけさせ、患者を混乱させて意気喪失させてしまいかねないのだ [Markowitz & Milrod, 2015; 第12章参照]。

　臨床現場では、IPTはサポートを与え心を励ますものとして効果的である。これらの要因は、リスクのある患者において、自殺を防ぐためにおそらく重要な役割を担う。患者を気遣い、しかも落ち着いていて、臨床的に楽観的かつ現実的な立場をとり、患者ではなく障害（PTSDあるいは大うつ病）のせいにすること、患者の苦しみを認識すること、励ますことは、強力な治療的ツールなのである。

第11章　困難な状況と特別な環境

暴力。数十年の間、IPTの典型的な治療対象は大うつ病性障害であった。この診断は自殺とは強く関連しているが、他者への危害との関連はずっと弱い。これとは対照的に、抑えられた暴力的衝動へのコントロールを失い、他者へのリスクとなり得る患者もいる、というのがPTSDの1つの側面である。[例：McFall et al., 1999; Fehon et al., 2005]。

他者への危害を未然に防ぐための治療的アプローチは、自分自身を害することに対するアプローチに準じる。暴力のリスクには頻繁なモニターが必要である。というのも、自殺同様、これもまた最悪の結果であるからだ。治療者は暴力につながる要因を予防せねばならず、もし現にある場合はその減少に務めなければならない。例えばアルコールや薬物の使用である。これらは抑制を解除してしまう[Wilkinson et al., 2015]。さらに外傷性脳損傷[Stein et al., 2015]やその他の医学的要因も衝動性を高めてしまう可能性もある。自殺に対する場合同様、治療者と患者は、どんな機会であれこれらの症状に負けてしまわないように立ち向かわねばならない。例えば、凶器類への接触を断つことで、だ。

PTSD患者の多くは、自分自身が暴力を振るう潜在的可能性におびえている。治療者のサポートにはきちんと対応してくるかもしれない（「自分でコントロールができないと不安になったら電話してください」）。自殺同様、治療者自らアクセスを提供する態度を見せることこそが、多くの場合患者を安心させ落ち着かせることになり、結果としてそういう電話もかかってこず、危険な結末にもつながらないことになるのだ。治療者と患者は必要な場合救急にかかるなど、不慮の事態に備えての対応を検討すべきだろう（「自分が彼女に危害を加えてしまいそうだとまた感じた場合に備えて、どういう計画を立てておけるでしょうか？」）。

ある種の患者は脅威となりそうにも見え、実際ある程度のリスクとなるかもしれない――だからこそ彼らには治療がどうしても必要なのだ。その状況でどうやって進めるかを見極める臨床的判断は、致命的に重要になる。帰還兵で自宅に武器を保有しているという者、あるいは自衛のために診察室でさえナイフを携帯している者は、自分自身不安に感じているのみならず、おわかりのように治療者にも不安を与える。この問題に対しては直接話し合うのが最善である。もし患者が脅威に見えたり、あるいは治療者自身にとっても脅威である場合には、どこまで本当の脅威になり得るのかを見極めねばなら

ない。患者の恐怖やリスクに過剰に反応する必要はない（それによってかえって拡大させてしまうこともある）。しかし、無視はできない。自分自身の安全に関して治療者が不安になってしまっていては、最適な治療を行うことは難しい。

患者の感情を探り、特定しよう。「ここに来てみて、どういう感じがしますか？」……「もし安全でないように感じる場合、このセッションをより居心地よくするためにどういう選択肢が私たちにはあるでしょうか？」。感情を認識しきちんと計算かつ調整されたあり方で治療することで、きっと患者も治療者自身もより冷静になれるはずだ。もし脅威となる患者が診察室に入ってきた場合、席の配置についても話し合う必要があるかもしれない。患者はドアの近くにいたいのではないか？　あるいはドアが常に視界に入る場所にいたいのではないか？　患者はドアを半開きにしておきたがっていないか？（治療者はドアと患者の間にはいるべきではないだろう）

筆者自身、ナイフを携帯した複数の患者とのセッション経験はある。そのような状況は、こちらとしても居心地はよくなかった。しかし、私は合理的にこう確信していた。つまり患者はあくまで自衛の意図でナイフを携帯してきているのだ、まず使うことはない、と。私たちはこの問題について話し合い——これは治療関係を強化することになった——患者たちは、通常は次回診察時にはナイフを持たずに来てくれた。まず治療者には、自分自身の安全のレベルを検証する必要があるだろう。自分自身の安全に関して懸念を感じつつ、効果的な精神療法を行うことなどできないのだ。

ある種ハイリスクな状況、例えば患者が切迫していて、自分ではコントロールできないと報告してきている場合、他の人間に危害を加える計画をしている場合、「警告義務」あるいは保護義務の問題が生じる［Johnson et al., 2014］。これは治療者としての守秘義務に反して、法的義務が優先するとてもまれな場合である。もし治療者が患者を促し、被害者になりかねない側に警告させることができない場合は、治療者自身が被害者側に警告すべきだ。この潜在的な守秘義務への抵触はHIPAA（米国の「医療保険の携行性と責任に関する法律」）上の問題であり、これについてはあらゆる治療の開始時に患者とのやりとりで取り上げておくべきだ。もしこれを実際に使うことを回避できれば感謝すべきだろう。ここでも、臨床的な判断こそが優先されるべきだ。私たちの治療研究にあっては、暴力のリスクがあまりに高い患者はあらかじめ除

外していたものの、研究対象の慢性PTSD患者による暴力的行動の事例は一切なかった。暴力の被害者であることの方がずっと多かったのである。

暴力に対する懸念が、患者の気持ちを肯定し適切な形で表現するというIPTの焦点を不明瞭にすべきではない。つまり、患者には誰かを殴りたくあるいは殺したく**感じる**、もっともな理由があるのかもしれない。その感情は実行に及ばない限りは、犯罪などではないのだ。奥底にある怒りについて話し合い、肯定し、望ましくはもっと社会的に適切な形で表現できるようにする。結果として暴力のリスクはかなり低減するだろう。

併存症

PTSDは多くの場合併存症を伴っている。トラウマの結果としての、最も一般的な精神医学上の診断はPTSD、うつ病、物質乱用である。また、患者たちはこれらのさまざまな組み合わせを、不安障害、パーソナリティ障害、その他の精神医学上、身体上の諸障害に加えて抱えている可能性もある。一般には、併存症を伴わない純粋なPTSDの方が、併存症を持つものより容易に治療できる。

併存症に取り組む第一歩はIPTを正式に開始する前に、まず包括的な診断を行い特定することだ。私たちの研究治療ではある種の精神医学的、身体的な併存症を抱えた患者を除外していたため、これらの併存症がPTSDのためのIPTの経過にどう影響するかについてのデータを有してはいない。

IPTはまず大うつ病性障害のための治療としてテストされたものである。したがって、併存症としての大うつ病は、患者を治療する上でも全く禁忌にはならない。私たちの研究では、大うつ病を併する患者において、IPTが持続エクスポージャー療法に対して優位であることが示された。これらの患者は持続エクポージャー療法ではより脱落しがちなのである。他方で、大うつ病を併発していた患者の結果は、どの治療条件においても、大うつ病の診断基準に当てはまっていなかった残り半数の患者より悪かった［Markowitz et al., 2015］。

対照的なことに、IPTは深刻な物質乱用に対する治療としては、一般に有効性が見出されてきていない［例：Carroll, Rounsaville & Gawin, 1991; Brache, 2012］。とはいえ、薬物使用への治療と併用した場合は有効かもしれない［Johnson & Zlotnick,

2012]。薬物の使用により、患者は一時的な症状の緩和を報告するかもしれない。しかし全般的に、薬物の使用は時間と共に患者の臨床状態を悪化させ、不安とうつを増大してしまい、また衝動的な破壊的行動のリスクを高めることが多い。それほど深刻ではない薬物使用障害患者の一部は、精神療法の効果を最大にするために薬物使用をやめるか最小限にするようにと治療者が勧めると応じてくれるかもしれない。その他の者には薬物使用を治療するプログラムへの紹介が必要になるかもしれない。

　臨床家は、慢性PTSD患者の多くには妄想的な観念が見られることを予期しておいていいだろう。他人や環境への不信感は実際、PTSDが作り出すものの1つだ。私たちの研究では、ベースラインで妄想性パーソナリティ障害を有していた患者の多くが、14週間の治療の後ではこの診断に当てはまらなくなっていることも頻繁にあった。だからこそ、この診断は注意深く行わねばならない[Markowitz et al., 2015b, 第1章、第7章参照]。他方で、PTSDに伴ってパラノイア様妄想を抱えた患者には、抗精神病薬による薬物療法が必要になるだろう。IPTだけでは精神病に対処するには不十分である。ただ、その医学モデルのおかげでIPTは薬物療法と併用可能ではあるのだ。もし精神病患者をIPTで扱う計画を立てる場合には、それがIPT研究の範囲からは外れることを認識しておかねばならない。筆者にはそのような臨床経験があり、個人的な感覚としては、これらの患者たちにも一般的にIPTは理解できるものであって助けになると感じた。とはいえこれらの場合は私たちは、典型的なIPTよりはるかに緩やかに進めていき、一般的には期間制限の枠組みを用いなかった。統合失調症患者はしばしばトラウマを受け、PTSDを発症するのだが、私たちの研究手順ではそのような多くの患者は除外した[Amsel et al., 2012]。同様に、双極性障害を併発している患者には薬物療法が必要である[Frank et al., 2005]。

　併存症に関する重要な側面は、治療者を意気喪失させる効果である。さまざまな長い診断名を抱えた患者より、「純粋」なPTSDと向き合う方がどれほど楽なことだろうか！　しかし私たちの知見ではDSM上の診断名の羅列に対して、治療者はあきらめてはならないことが示されている。多くの症状があればあるほど、改善の余地がより多くあるのだ。私たちの研究結果が示すように、PTSDに対する治療を受けた多くの患者は他の診断領野でも改善を見せたのだ[Markowitz et al., 2015b]。

再被害者化

　PTSDを抱えた人は定義上トラウマを受けており、これは多くの場合対人関係上のものだ。しかしその出来事以前でも、自己主張や怒りの表現、対立に向き合うことにおいて対人関係上の困難を抱えてきた患者もいる。どのような出来事においてであれ、PTSDの諸症状は対人関係上のやりとりを損ない、このような患者の自己防御を難しくもしている。これが再被害者化のリスクを高める。この再被害者化は、非適応的な対人関係問題を悪化させるばかりだ。患者が置かれている対人関係上の環境には、現在の関係性における身体的、性的、感情的虐待から、またより微妙であるものの、やはり破壊的な現在進行中の不当な扱いに至る、広範な範囲のものが含まれる。そのような環境において患者たちは無力に再トラウマ化のサイクルにとらわれているのだ。

　多くの行動エクスポージャー療法では、治療研究からこのような虐待的な関係性の中に現在進行中で置かれている患者を除外してきた。だが、IPTの見地からは、このような環境にとらわれている患者をこそ、それらの環境を自分で認識して反撃する（つまり「役割をめぐる不和」を再交渉する）よう、あるいはそこから抜け出せる（つまり「役割の変化」を起こす）よう、助けることが非常に重要である。「被害者に責を負わせる」ことがないようにすることが肝心なのだ。PTSDを抱えた個々人はこれらの対人関係上の状況に閉じ込められていて、まさにどうしようもなく無力に感じている。そのような状況に対して、IPTは重要な鍵となる安全とよりよい機能を提供するのだ。たとえ患者自らがそう表現してきても、マゾヒストや負け犬のごとくに見ないことが大切である。

　今までの履歴と対人関係質問項目を聴取するに当たって、IPT治療者はこのような非適応的な再被害者化のやりとりのパターンについて聞き、尋ねるべきである。さらに言えば、再被害者化のリスクがIPT治療期間中でも、患者の生活環境で発生してくるかもしれない。そのような再被害者化の状況は、患者と治療者にチャンスを提供してくれる。つまりそこで困難を予期し、機能不全のパターンの代替となる選択肢を探り、それらをロールプレイしていくのだ。これがよりよい結果を導いて患者が自分の人生へのコントロール感覚をより強化できるようになり、症状の改善をもたらすのが望ましい。

その他の実践上の諸困難

　以前の治療者から虐待を受けた患者は、他のPTSD患者よりずっと治療者たるあなたを信頼するのに困難を覚えるだろう。以前の治療について尋ねることは、病歴を取る上での重要な側面である。そこで治療者や医師との以前の関係性や、現在の治療への期待などについての患者のバックグラウンドを明らかにしていく。もし患者があなたを治療者として信頼するのが難しい場合は、これをPTSDに関連した対人関係上の困難として認識できる（転移として解釈するのではなく）。そしてその問題は治療の進行につれてきっと緩和するだろうと伝えることもできる。また患者に対して、この治療状況で不快なことがあった場合、持ち出してくれるよう励ますこともできるだろう——IPTが全般的に奨励する、要望や願いの表現の1つとして。

　「セッション中ご不快に感じることがあったり、また何か私が不安をかき立てたり、困らせるようなことをしたりしていると感じられたら、どうかおっしゃってください。私は怒ったりはしません。この種の対人関係上の問題は多くの場合PTSDと関連しています。そのようなことがまさに私たちが話し合うべきことなんです。」

　このような宣言はしっかり守らねばならない。決して怒らないで、患者が持ち出してくるどんな問題であれ探っていくのである。おびえて臆病になった患者にとっては、治療者と向き合うのにも勇気が要るのだ。治療者はこの勇気に敬意を表して聞くべきである。また自分が間違っていたら謝罪しなくてはならない。

　もし患者が以前の治療者による性的その他の虐待を語った場合は、治療者は以下の（1）、（2）、（3）を行わねばならない。（1）（患者がそれを話し合うのに不快を感じないよう確保しつつ）何が起きたのかを探る。（2）起きたことにがっかりして見せる。（3）現在の治療では決してそんなことは起きないことを強調する。そして何であれ治療中に患者の不信や不安のレベルが上がるようなことがあったら自由に話せるのだと、患者が感じられるようにする。この3つに加えて、治療をより不快なく進めるための基本ルールとして何を設定すべきか、患者に尋ねるのもいいだろう。

　治療そのものが患者のトラウマになってしまっている（少なくとも部分的

には）特殊な場合では、トラウマとなった記憶へのある種のエクスポージャーは、治療を進める上で避けがたいかもしれない。ただその場合でも、目標はあくまで現在の機能に取り組むことであり、過去の詳細を進行形でたどったり、患者をトラウマとなった思い出に体系的に曝露することではない。

電話でのコンタクト

　一方ではIPT治療者は、緊急事態や困難がもし起きた場合、患者に治療者側がアクセス可能であり、頼りになる力であることを感じてもらう必要がある。自分のメッセージに対して治療者が迅速に対応するときには、患者は安心感を覚える。ただ単にこういうアクセスが可能であることを伝えておくだけで、多くの場合かえって実際にかかってくる電話は少なくなる。他方、このような電話を受けてフルセッションを行わない方がよい。したがって通話時間も制限しておくべきである。

　もし苦痛の最中にある患者が電話してきた場合は、以下のようにする。
1. できる限り早めにかけ直す（いかに少しの遅れであれ謝罪すること）。共感をもって聞き、しかし通話時間は2～3分間に限る。治療セッションの場合と同様に患者の感情を肯定して、患者を落ち着かせるよう努める。
2. 患者の安全を確保する。患者は自殺、殺人、その他の衝動的行動を考えていないだろうか？　必要な場合は、臨床的評価のために来院するよう、あるいは救急にかかるよう、患者を励ます。患者を入院させる場合は、自分が患者を見捨てるわけではなく、守りたいだけであることをしっかり言う——その病院の医師との連絡を維持していき、そして後で患者との面会を確保する。
3. その電話の理由——直近の生活での出来事、感情の乱れなど、なんであれ——は次回の患者とのセッションで話し合う価値があることだと強調する。次回セッションの時間を確認するか、もし臨床的に問題なければ、より早めの日時に再設定する。
4. 患者に電話をしてくれたことへの感謝を伝えて電話を切る。「本当に大変ですね。お気の毒に思います。あなたに何が起きているのか知らせていただいてよかったです。」

私たちは上記の電話に関する指示を治療研究に参加した治療者に渡していた。しかし、5年間の研究の間、ほとんど電話はかかってこなかった。治療者側から、自分へのアクセスが可能であると申し出ることこそが、多くの、慢性PTSDでひどく具合が悪い患者の支えになったこと、そのように申し出ても多数の電話に直結はしないことをこの結果は示唆している。

第11章　困難な状況と特別な環境

第 **12** 章

実践上の諸問題

　本章は研究用のマニュアルを修正したものである。治療の評価者に関するセクションとさまざまな研究上のプロトコルは割愛した。しかし本章での問題の多くは一般臨床におけるPTSDに対するIPTに当てはまるものだ。

処方箋：するべきこと

　治療の目標は、14週でPTSDのためのIPTの14回のセッションを提供することだ。休暇あるいは患者側の予定により不可避な遅延の際には、時折であれば1～2週を追加して拡大してもいいだろう。しかしあくまで目標は14週間以内の範囲で治療を提供することだ。1週間1度のセッションは治療テーマを維持し、治療の勢いを保つ助けになる。

1. **セッションのスケジュールを組む**。規則的な予約時間を患者と組む。安全と規則性の感覚を患者に提供できればできるほどよい。もし治療者（あるいは患者）に前もって治療中に休みがあることがわかっている場合は、事前にしっかり伝えておくのが望ましい。
2. **録音する**。私たちの研究では、スーパービジョンと治療遵守のために各セッションを録音した（一般臨床においては、録音することはきっとより少ないだろう。しかし、録音もできることを示すために、本マニュアルではこの点を記しておく。治療者側は患者がそのような手続きに反発するのではないかと恐れている場合もあるが、私たちの知見では、ひど

い不信を抱いたPTSD患者でさえも、いったん録音目的と守秘義務など について納得すれば、録音に前向きであることがわかった。セッション の録音はプロセスノートよりもずっと正確な記録であり、またIPTのス ーパービジョンを希望する場合には不可欠になるだろう。録画はさらに より多くの情報を含み、技法遵守のためには録音より有益である。ただ もしセッションの録音を計画する場合は、まずそのことを話し合い、同 意書に患者が署名しなければならない）。自分と患者の傍にレコーダーを 置き、エアコンなどの周囲の騒音から離して聞き取りやすい録音音質を 確保する。患者が診察室に入ってくる**前**に録音を開始して、退室するま では録音を停止しない。

　録音はスーパービジョンで、またスーパーバイザーからは独立した治療評 価者によってレビューされ、治療者が治療様式を遵守しているか確認する。 治療者は患者に対して、録音は自分自身、つまり治療者に焦点を当てたもの であり、患者に向けてのものではないこと、そしてこれらの専門的なレビュ ーをいったん受けた後、消去されることを確証しておいてもいい。

3.　**IPTについてのプリントを患者に渡す**。IPTのプリント（本書付録参照）は 自分がこれから受けようとする治療への有益な案内になると感じる患者 もいる。

4.　**進捗ノートを書く**。各セッションの後で、簡潔な臨床的進捗ノートを書 く。私たちは研究治療者にはセッション中にノートをとることは止めさ せている。いずれにせよ、すべては録音されている訳であるし、ノート をとることは患者と治療者をアイコンタクトやセッションでの直接的な 対人関係上のやりとりから気をそらさせてしまう。

5.　**評価**。治療開始にあたって、治療の進捗がどうなっているのかを見るた めに定期的に質問すること（また/あるいは自己記入式の質問票を提出し てもらう）をはっきり話す。治療の進捗状況を知ることは、治療者と患 者双方の役に立つ。定期的な間隔を置いて、PTSDのための、もし適切 な場合は大うつ病性障害など併存症のための検査を用いて患者は評価さ れる（私たちの研究においてニューヨーク州立精神医学研究所で独立し た評価者によって行われたように）。PTSDのためにはCAPS-5〔Weathers et al., 2013a］あるいは自記式の PCL-5 ［Weathers et al., 2013］を、最初のアセスメント、中間（第7週）、短期治療の最後（第14週）で、また治療を継続する場合にはその後も運用できるだろう。うつ病のためには、ハミルトン抑うつ評価尺度 ［Hamilton, 1960］あるいはベック抑うつ評価尺度 II ［BDI-II; Beck et al., 1996］が使用できる。

禁止事項：してはならないこと

　私たちの研究では、IPT、持続エクスポージャー療法、リラクセーション療法を実施する治療者たちがそれぞれの3種類の治療を互いに切り離して、純粋な形で提供できるようとても留意した。だからこそ、私たちはIPT治療者たちにIPTを厳守するよう、また競合する他の治療技法は避けるよう、注意させた。もし本書の読者がIPTと他の治療法の比較研究に携わっているのであれば、これはそのまま当てはまることになる。治療は録音され、治療方法の遵守が評価されなければならない。そのようなモニタリングなくしては、IPT治療者がIPTを行っている、また他の治療者が他の治療法を行っていると示す方法がない。

　もし読者が研究治療者でなく、日常臨床で患者を治療している場合であれ、これらの推奨事項は基本的に同じである。さまざまな治療法の折衷はより弱いものになってしまいがちなのだ。プログラムに基づいた切れ味のよさも、テーマの一貫性も失われてしまう ［Markowitz & Milrod, 2015］。IPTを他の治療法の諸要素と混在させることで、治療者はより多くのことを成したかのように感じるかもしれないが、より少ない方がよい場合もある。特に短期精神療法では、組織立った原則を患者に伝え、患者がそれを理解したうえで、治療が終わった後でも自分で使い続けられることが大切だ。もし治療終了後6か月で、あなたの担当した患者が実生活で困難な状況に直面した場合でも、きっとどのように対応するかを明確に描く（対人関係療法的に、認知療法的に、精神力動的精神療法的に、その他でも）ことができ、よりよく対処できるだろう。だからこそ、複数の治療法を混ぜることでかえって意図しない混乱を生んでしまうのである。

1.　トラウマとなっている記憶へのエクスポージャーを促してはならない。

すでに注記してきたように、エクスポージャーはIPTにおける焦点でもメカニズムでもない。私たちの関心の一部は、他の実証されているPTSDへの諸療法で共通して使われているエクスポージャーの実践を求めることなく、IPTがPTSDを治療できると示すことにある。ただ、患者自身が自分のトラウマとなっている思い出に向き合おうと決意する場合、それはかまわない。とはいえ、治療者側から患者にそうするように刺激してはならない。IPTの焦点はあくまで現在の対人関係上のやりとりにあるのだ。

2. **宿題を課してはならない。**他の治療法であればこれをするだろう。IPTでの唯一の宿題とは、14週間の治療コースで対人関係上の焦点（例えば、「役割の変化」）を解決することだ。週ごとに特別な宿題を出さないことには利点がある。もし特別な宿題を出さなければ、患者が完了できないということもあり得ない。完了できないというのは行動療法の予後を悪化させかねないものなのだ。

3. 治療者は断じて患者に漸進的筋弛緩法や呼吸法をすることを勧めてはならない。それではリラクセーション療法になってしまう。

4. 精神力動的な介入をしてはならない。例えば夢や転移の解釈である。繰り返すが、もし患者がセッション中に夢の話を持ち出してきた場合、治療者はその夢に明らかに示されている対人関係上の内容を探ってもいいが、あくまで対人関係上のやりとりと感情に焦点を当て、そして起きている間の現在の出来事に話を戻すようにする。

5. 治療者が強くネガティブな感情を患者から引き出せたときには、焦って何かをしてはいけない。それと共にただじっとあることだ。患者をそれと共にじっとあり続けさせ、患者に熟考の機会を与えるのだ。つまり感情に耐え、理解することだ。

疑問点があるときには、自分がしてよいこととしてはいけないことについて、自分のスーパーバイザーと話し合うこと。

第13章
PTSDのためのIPTのトレーニング

　一貫性があり有効なIPTが行えるようになるためにはどのくらいのトレーニングが必要になるのだろうか？　何がIPTの「資格認定」となるのだろうか？　この2つの問いは、この治療法の40年にわたる歴史において多くの議論を呼んできた［Weissman et al., 2007; Markowitz & Weissman, 2012］。初期トレーニングに関するある研究では、すでに経験を積んだ精神療法家は、IPTを用いて患者を治療するに当たって、スーパーバイザーの下での1例のパイロットケースを経ていれば、よく適応できることを示した［Rounsaville et al., 1986, 1988］。筆者の経験ではこれは一部の治療者には当てはまってきた。他の治療者には、少なくとも2例のスーパーバイザーの下での奏功した症例が有益である。それら複数の症例によって異なった問題領域に取り組む経験も得られるかもしれない（例えば、「悲哀」と「役割をめぐる不和」）。あるいは、異なる診断名と取り組むことができるかもしれない。

　IPTの遵守は、録音されたセッションの評価をすることで判断できる［Hollon et al., 1984; Markowitz et al., 2000］。これまでずっと、研究者たちは、治療遵守と臨床的スーパービジョンに基づいて力量を判断してきた。トレーニングのための基準は現在、国ごとに異なっている。いくつかの国々ではそれぞれ自国のIPTの学会があり、トレーニングのための要件を設定している。最も発展したトレーニングガイドラインは英国によるものだ（http://www.iptuk.net/）。米国では治療者たちは精神療法によるのではなく、専門的学位によって資格認定を受けており（M.D.、Ph.D.、L.C.S.W.、R.N.）、IPTの公式な資格認定などはない。そしてこれは世界の他の多くの国々にもそのまま当てはまるの

だ。国際IPT学会（https://interpersonalpsychotherapy.org/）ではIPTに関する情報を世界中に提供しており、トレーニングコースの告知などが掲載されているものの、特にIPTの資格認定に関して主張することは避けている。

筆者の推奨するPTSDのためのIPTのトレーニングは、次のようなものである。

1. **一般的な臨床経験**。もしPTSDの治療に当たりたい場合、実際の患者の治療に取り組んだ、ある程度の経験を有していることが助けになる。治療対象とする病に詳しくなれば、IPTにおいても患者をよりよく治療できるだろう。一度に二兎、2つの領域を追うのは難しいことだ。治療の重要な「非特異的因子」[Frank, 1971]の1つは、**治療的冷静**である。つまり患者が何か苦痛なこと、あるいは不安に感じさせることを露わにしたときに、あるいは苛立たせるあり方で行動してきたときに、態勢を崩さない能力である[Greenacre, 1957; Markowitz & Milrod, 2011]。もしあなたが理性的であり続け平静を保って適切に対処すれば、患者はきっと安心を感じるだろうし、あなたがPTSDに詳しければ、この冷静さをきっと保てるだろう。

大部分の治療者は第一の治療法としてはIPTを学んではいない。むしろ最初に受けるトレーニングとしては精神力動的精神療法か、認知行動療法になるだろう。

2. **IPTでの一般的力量**。おそらく筆者がIPTを学んだあり方に基づく考えなのだろうが、最初にIPTが用いられ、今なお最も用いられている大うつ病性障害に対してIPTを適用することから始めるのが有意義だと感じている。したがって、筆者は治療者に、まずうつ病症例を治療すること、それ以外はその後にすることを推奨する。資格認定に関する厳しい問題はさておき、トレーニングのための一般的アプローチは以下の3段階になる[Weissman et al., 2007]。

   a. **マニュアルを読むこと**。一般的なIPTに関しては『対人関係療法総合ガイド』[Weissman et al., 2000／邦訳：岩崎学術出版社]あるいは『臨床家のための対人関係療法クイックガイド』[Weissman et al., 2007／邦訳：創元社]を筆者

は推奨している。もし本書をここまでお読みいだたいているのであれば、読み終えたときにはIPTのマニュアルを読んだことになる。マニュアルは治療への入門としての案内を提供し、その後実際に治療を行うに当たって、手順書、参考書として役に立つ。

b. **ワークショップに参加すること**。IPT専門家はさまざまな場でコースを提供している。それらは自由参加のワークショップから、アメリカ精神医学会年次会合のような専門的会合まで広範にわたる。国際IPT学会では2年毎の総会と共に、さまざまなトレーニングワークショップを開いている。マニュアルを読了した上での1〜2日間のコースで、治療者を方向付け、治療についての考えを整理できることが多い。このようなワークショップは多くの場合、患者たちのセッションの録画や参加者同士でのロールプレイを含んでおり、治療の諸側面を実体験することができる。

c. **スーパービジョン**。本当に精神療法を学ぶためには、精神療法を実践するしかない。これを実践する最良の方法は、少なくとも最初はフィードバックを受けることだ。そうすればあなたは自分が実際にIPTをできているのかどうかを知ることができる。スーパービジョンを受けるケースについては特に以下のことが必要である。

　i. プロセスノートでは不十分であるため [Chevron & Rounsaville, 1983]、セッションの録音あるいは録画をとり、スーパーバイザーとあなたが正確なセッションの記録を持てば、スーパーバイザーはより正確な助けを提供できる。

　ii. マニュアルをガイドとして用いること。

　iii. 症状の改善を数値化するための、患者に対する連続した評価。

　iv. 規則的な（理想的には毎週単位の）、録音あるいは録画した治療セッションに基づく、スーパービジョンセッション。

　2つの種類のスーパービジョンがよいIPT治療者を生み出してきた。より費用がかかる方は、個人あるいはグループでのスーパービジョンのためにIPT専門家を雇うというものだ。もう1つの選択肢は、カナダ、オランダ、その他の研究グループでとてもうまくいってきたものだが、グループ・ピア・スーパービジョンである。一般的な精神療法の経験を有する、関心を持った治

療者たちが、定期的に会合を持ち、ここで述べたスーパービジョンの要素を
用いて、録音あるいは録画したセッションをIPTマニュアルの読解に基づい
て、お互いにスーパーバイズしていくのだ。

3. **PTSDに特化したIPTのトレーニングについてはどうだろうか？**　こ
の診断はIPTにあっては新しいものであり、基本的にはPTSDのための
IPTのトレーニングを受けた治療者は今のところ、みな、臨床研究を行
うためにトレーニングされている［例：Krupnick et al., 2008; Campanini et al., 2010;
Markowitz et al., 2015］。本書の目的の1つは、IPTのPTSDへの適用に関する
情報を、より広く臨床関係者に普及させることである。IPT-PTSDのワ
ークショップが2015年と2016年にロンドンで始まっており、今後も継続
していくことが期待されている。

第 **14** 章

おわりに
──私たちはここからどこに向かうのか?

　このマニュアルは、まずPTSDのためのIPTのオープン・トライアルの前に執筆された［Bleiberg & Markowitz, 2005］。そしてより大規模なRCTのために2015年に改めて刊行され［Markowitz et al., 2015］、それをさらに拡大したものが本書である。この適用の原則は常に一貫しており、以前の、主に大うつ病に焦点を当てたIPTの諸マニュアル［Klerman et al., 1984; Weissman et al., 2000, 2007］とも一貫性を保っている。ただPTSDのためのIPTについての研究は未だ限られており、予備段階であるため、読者は本書を無誤謬で完璧なものとするべきではない。

　私たちにとって未知なことはまだ多い。PTSDのための短期（14週間）個人IPTの有効性を本当に確認するためには、さらなるエビデンスとなる、RCTの再現が必要である［Flay et al., 2005］。それも理想としては、別の研究グループによるものが必要だ。IPTが軍関係者のPTSDに対しても、一般市民に対するのと同様に有効性を持つのかどうかは未だに定かではない。ただ私たちは次回の研究ではこの点について探りたいと希望している。私たちはPTSDのためのIPTの最適な用量（面接回数）についてもわかっていない。14週間が理想的なのか、あるいは短すぎるのか？　それとも長すぎるのか？　IPTの薬物療法との併用による付加治療が、それぞれ単独の治療による場合より効果的になるのかどうかについてもデータを有していない［参考：Schneier et al., 2012］。そして本書第10章にも記したが、短期治療に反応したものの厄介なPTSDの症状を抱え続ける患者に対して、維持IPTが有効であるかどうかもわかっていない。

また、私たちはこれまで行ってきた研究からも、さらにより多くの所見を集めていきたいと希望している。豊富なデータベースからは、IPTのメディエーターとモデレーターについて、また、脳神経画像での所見、フォローアップのデータ（改善した患者はよい状態を保てていただろうか？）、その他の関連した結果が得られるかもしれない。

　IPTが**なぜ**あるいは**どのように**PTSDや他の障害に効くのかについても未だにはっきり示されていない。それをめぐる理論はあるが、しかしそのメカニズムが存在する証拠はないのだ［Lipsitz & Markowitz, 2013; Markowitz et al., 2015］。私たちの推論としては、社会的サポートと社会的機能へのIPTの有益な影響に加えて、IPTはより大きな、個人の対人関係上の生活と個人の病への、感情的理解を通じて働くとしている。この感情的理解は**症状特定のリフレクティブ・ファンクション**［Rudden et al., 2009］を通じて測ることができるかもしれない。自らのPTSDに対する患者の感情的理解の度合いを、感情に焦点化したIPTによって、エクスポージャーベースの治療によるよりも変えていけると私たちは期待している（本書第4章参照）。この仮説を次回の臨床研究で検証できるのが望ましい。IPTのアクティブな過程についてより知ることで、この治療アプローチを洗練することが可能になるだろう。

　本書を終えるに当たって、最後にある考えを披露しておこう。明確なことだが、IPTは、構造化され格付けされたトラウマを思い出させるものへのエクスポージャーを通じては行わない。しかし考えてみよう。患者がそのエクスポージャーの課題を行うとき何が起きるのだろうか？　患者は恐れているきっかけと直面し、感情の激流の中にあり、そして、もし患者がそこから逃げない限りは馴化していくのだ。つまり、患者はトラウマとなっている思い出が最早危険なものではないことを認識し、感情も収まる。PTSDのためのIPTは同じことをする訳ではないが、しかしこれと同様の効果を持っている。感情調律に取り組むとき、IPT治療者はこれと同様の領域の患者の感情を、日常での対人関係上のやりとりへの反応として引き出すのだ。同僚、家族、友人との、本当には危険ではないやりとりの中、PTSD患者は次第に増す不安、怒り、あるいはネガティブな感情の組み合わせを感じるかもしれない。あるいはこの事件をセッションで詳しく語るだけで、そのような感情は刺激されるかもしれない。患者をじっとこれらの感情と共にいさせて、熟慮させることによって、IPT治療者はエクスポージャー治療者とは異なる目標を目

指す。つまり、患者が対人関係上でのそのような感情の意味を理解すること
を助けるのだ。しかしこの感情への忍耐こそ、エクスポージャーの1つの形
に当たる。これとは反対に、エクスポージャー療法は、患者にはっきりと、
トラウマを思い出させるものは危険ではなく、それらが刺激する感情もまた
危険ではないと教える。つまり、IPTとエクスポージャー療法はそのアプロ
ーチと技法では相当に異なるものの、同じ障害をターゲットとしており、一
定程度重なってくるのは不可避である。

　PTSDのためのIPTが、エクスポージャー療法に代わり得る選択肢として
一般臨床に普及するかどうかにはまだ多くの未知の部分が残っている。それ
はある程度、本書の読者、PTSDのためのIPTを自らの臨床で試してみよう
とする読者にかかっているだろう。

付　録

PTSDのためのIPT患者さん用プリント

心的外傷後ストレス障害（PTSD）のための対人関係療法（IPT）

A. **PTSDとは何でしょうか？**　心的外傷後ストレス障害（PTSD）は精神医学上の深刻な病です。この病は心に衝撃を与える、1つあるいはそれ以上の、トラウマとなる出来事の結果として起こります。このトラウマは例えば、他者からの攻撃、竜巻などの自然災害、他者の死を目の当たりにすること、あるいは戦場での経験などでもあり得ます。PTSDはごく一般的な病で、全米女性の10％、男性の5％に影響しているのです。**PTSDは医学的な病であり、決してあなたが悪いわけではありません**──望んでこの病にかかる人などいないのです。PTSDのさまざまな症状のせいで、あなたは傷つき、望みがないように感じているかもしれませんが、PTSDは**治療可能な**病気です。そしてあなたにはまさによりよくなるチャンスがあるのです。あなたはひどいトラウマを経験したのみならず、PTSDにかかることで、トラウマとなった出来事が今なおあなたの人生に付きまとい続けている状態にあります。もしいったん世界がまた安全で見通しがつくものに感じられるようになれば、もうそのようなことはなくなります。PTSDは世界を危険で不確実なように見せがちです。PTSDはあなたの周囲の環境や、その中の誰をも信頼することを困難にしてしまいます。あなたは頭の中でも、フラッシュバックでも、あるいは夢の中でもトラウマのぶり返しでいっぱいになってしまっているかもしれません。トラウマを思い起こさせる物事を自分から避けるようになってしまっているかもしれません。解離していたり、みんなと疎遠にな

165

ったように感じたり、自分の感情からさえも切り離されたような感じがして、現在のことに興味が持てず、将来に多くは望めないような感覚があるかもしれません。いつもピリピリして気が抜けない状態が続き、怒りっぽくなっているかもしれません。PTSDはまた、睡眠や集中力にも影響を及ぼします。「傷口に塩をすり込む」ように、PTSDのさまざまな症状はその出来事が過ぎ去った後もずっとあなたを苦しめ続けているのです。

B. **PTSDを治療すること。**PTSDにはいくつもの治療法が存在します。私たちが提供する方法は、**対人関係療法（IPT）**と呼ばれるものです。これは14週間かけて話し合いを中心に行う治療です。この治療法はしっかり検証されていて、大うつ病や他の障害の治療で成果を示してきました。IPTはシンプルですが強力な治療法です。私たちは、これが、あなたがこれまでの苦しみから回復する役に立つチャンスであると考えます。この治療の研究結果からは、エクスポージャー療法などのように、あなたが過去の恐ろしいトラウマの記憶に向き合わずとも、PTSDに対して同様の効果があろうことが示されています。

C. **基本的な原則。**IPTは以下の考え方に基づいています。

1. **PTSDは医学的な病です。**あなたが悪いわけでもなく、あなたが引き起こしているものでもないのです。あなたがもともとそういう存在というわけでもなく、人格に欠陥があるわけでもありません。ずっと救いようもなく、よくなる見込みもないように感じておられるかもしれませんが、PTSDは**治療可能**です。治療が進むにつれてずっとよくなるチャンスはあります。私たちの初期の研究では、全患者が何らかの改善を見せました。80%以上の患者は相当よくなり、44%は本質的には症状が一切なくなりました（寛解したのです）。ですから本当に希望はあるのです。

2. **さまざまな感情とさまざまな症状はライフ・イベントとつながっていること。**まさにあなたのPTSDがトラウマとなった出来事で始まったように、あなたがどう感じるかは通常あなたの人生で何が起きているかとつながっています。悪いことが起きれば、悪く感じます。良いこ

とが起きれば良く感じます。この逆もまた真なり、です。すなわち、**あなたがどう感じるかはあなたの人生で起こることにつながっている**のです。もし気分が不安だったり落ち込んでいたり麻痺していたりすると、いろいろな活動に集中するのも、それらに参加するのも楽しむのも難しくなります。何が起きているかが捉えづらくなるかもしれませんし、もちろんそうなれば気分はより悪くなります。IPTはこの、あなたの人生で起きることとあなたの感情のつながりに焦点を当てます。あなたの治療者はあなたと一緒に、この気分と出来事のさまざまなつながりに取り組んで、あなたがそれに対処していくやり方を見つけられるように助けていきます。

3. **IPTでは過去ではなく現在に焦点を当てること。**他のある種の治療法では、あなたの人生における苦痛であったかつての出来事を掘り返したりします。私たちもあなたがそのようなつらい出来事を経験されたことはわかっていますが（そのような過去のトラウマの存在がPTSDという診断を決定付けるのです）、あなたもIPT治療者もそれらのトラウマに焦点を当てることはありません。代わりに、**今あなたがどう機能しているのか、どのようにPTSDのさまざまな症状がその機能を妨げているのか、そしてどうすればそれらの症状を乗り越えられるのか**、に焦点を当てていきます。

D. **あなたの治療者が知っておきたいこと。**この治療を始めるに当たって、IPT治療者はあなたがどういう人で、どんな経験をしてきたのか、知っておきたいのです。

- あなたは今どういう感じがしますか？
- あなたの現在の状況はどうですか？
- あなたの人生で重要な人々とは誰ですか？　その人たちとはどう付き合っていますか？
- あなたをPTSDにした出来事は何ですか？
- あなたの人生で他にトラウマはありますか？
- PTSDにかかって以来、いろいろな人間関係や生活にどのような変化がありましたか？
- この治療中、さまざまな事柄をどのように変化させたいですか？　ど

うすればあなたの人生はよりよくなるでしょうか？

E. **どのようにIPTは効くのか。**14週間の間毎週1回、治療者はあなたと50分間面談します。このように定期的に会うことが、治療の流れを保つために大切です。もし避けられない休暇や他の理由での中断があった場合は、治療者はあなたとセッションのスケジュールの再設定に取り組むようにします。

1. 治療者はあなたの以下のようなことに関心を持っています。

   • あなたはどういう感じがしますか？（不安？　落ち込み？　怒り？）
   • 各セッションの合間に起きた出来事とそのさまざまな感情はどのようにつながっているのでしょうか。

   例えばこうです。あなたと他の人々とのやりとり、楽しい出来事、楽しくない出来事、それらはあなたの気持ちの上でどう影響したでしょうか？　繰り返しになりますが、あなたの感情と人生の状況のつながりこそが大切なのです。**感情はあなたが置かれている状況に関する有用なシグナルです。**もし誰かがあなたを苛立たせるようなことをしてきた場合には、傷ついたり怒りを感じたりするかもしれません。そういうことは決して、「悪い」感情ではないのです。

   私たちはPTSDのせいであなたが自分の感情を感じることが困難になっていると認識しています。IPTはそれらの感情とあなたを再びつなげるために作られています。

2. 数セッションの後で、あなたの人生で焦点を当てるべき、鍵となる1つの領域を治療者と共に選ぶことになります。それは「**悲哀**」「**役割をめぐる不和**」「**役割の変化**」のどれかです。それぞれの領域があなたに起きたPTSDに関わっていたり、PTSDから引き起こされたりしているかもしれない人生のさまざまな状況を表しています。

   • 「**悲哀**」とはPTSDがあなたに近しい人物が亡くなったときに起き、そのつらい喪失に対してあなたが問題を抱えていることを意味します。
   • 「**役割をめぐる不和**」とは近しい人物との間であなたが抱えているかもしれない対人関係上の問題です。
   • 「**役割の変化**」とは人生での大きな変化です。とりわけ深刻なトラ

ウマをこうむること、見知らぬ土地への引っ越し、人間関係の始まりや終わり、仕事の始まりや終わり、重病にかかることなどです。

3. どのようにあなたのPTSDがあなたの暮らしに影響しているのか、それらの状況でどんな感情が起きてくるのか、より心地よくかつ効果的にそれらの感情に対処するにはどうしたらいいのかを治療者と一緒に探っていきます。この治療でのあなたの時間は、「**安全なリスク**」を**とるべき時間**です。他の人々とのいろいろな状況に対処する新たなやり方を試して、その結果について治療で話し合っていくのです。

4. 治療者はあなたに社会的サポートをもたらしてくれるかもしれない、周りの人々にも関心を持つでしょう。この**社会的サポート**こそPTSDの諸症状から身を守るのを助けてくれ、PTSDからの回復を支えてくれるのです。

5. もしセッション中に何か不快なことを感じたら、ためらわずに治療者に自分が困っていることを話しましょう。もちろん、治療者があなたの気に食わないことをした場合でも大丈夫です。治療者は共感しますが、決して怒ったりはしません。

F. **IPTでしないこと**。他のいくつかのPTSDの治療法では患者に自分のトラウマを思い出してもらい、詳細にわたって再体験してもらうようお願いします。これも効果的な治療法ではあるのですが、決してたやすいことではありません。**IPTではあなたにつらいトラウマを再体験することをお願いしたりはしません**。あなたが経験してきたトラウマに何度も繰り返し立ち戻ることはしません。そのかわり、この治療では現在、どうすればよりよく感じられるのか、よりよく動けるようになるのかに焦点を当てます。過去のトラウマが現在や将来にわたるあなたの健康を妨げないようにします。あなたには自分への、そして人々とのやりとりや毎日の生活で向き合う状況への現実的な信頼感を取り戻してほしいのです。IPT治療者はまた宿題を出したりもしません。でもいろいろな状況に対処するさまざまな方法を探るようあなたを励ましたりはします。この治療の目標は、あなたが健康を取り戻すのを助けることであり、あなたの人生で起きるさまざまなことに対するコントロール感覚を立て直すことなのです。

G. **評価。**治療者は定期的にあなたにさまざまな質問をしたり、質問票を渡したりします。これはあなたの状態と、PTSDのさまざまな症状の状態を把握するためのものです。治療がどこまであなたの助けになっているかを確認する上でこれは重要なことです。

治療者＿＿＿＿＿＿＿＿＿＿＿＿＿　連絡先番号＿＿＿＿＿＿＿＿＿＿＿＿＿＿＿＿＿

参考文献

Aakvaag HF, Thoresen S, Wentzel-Larsen T, Roysamb E, Dyb G: Shame and guilt in the aftermath of terror: the Utoya Island study. *J Trauma Stress*. 2014;27:618-621.

Amaya-Jackson L, Davidson JR, Highes DC, et al.: Functional impairment and utilization of services associated with posttraumatic stress in the community. *J Trauma Stress*. 1999;12:709-24.

American Psychiatric Association: *Diagnostic and Statistical Manual of Mental Disorders*, 3rd ed. Washington, DC: American Psychiatric Association, 1980.

American Psychiatric Association: *Diagnostic and Statistical Manual of Mental Disorders*, 4th ed. Washington, DC: American Psychiatric Association, 1994.

American Psychiatric Association: *Diagnostic and Statistical Manual of Mental Disorders*, 5th ed. Arlington, VA: American Psychiatric Association, 2013.

American Psychiatric Association: Practice guideline for the treatment of patients with acute stress disorder and posttraumatic stress disorder. *Am J Psychiatry*. 2004;161(suppl):11.

American Psychiatric Association: *The American Psychiatric Association Guidelines for the Psychiatric Evaluation of Adults*, 3rd ed. Arlington, VA: American Psychiatric Association, 2015.

Amsel L, Hunter N, Kim S, Fodor KE, Markowitz JC: Does a trauma focus encourage patients with psychotic symptoms to seek treatment? *Psychiatric Serv*. 2012;63:386~389.

Barnicot K, Wampold B, Priebe S: The effect of core clinician interpersonal behaviors on depression. *Affect Disord*. 2014;167:112-117.

Beck AT, Steer RA, Brown GK: Manual for the Beck Depression Inventory-II. San Antonio, TX: Psychological Corporation, 1996. To obtain: Harcourt Assessment, Inc., 19500 Bulverde Road, San Antonio, Texas 78259. Phone: 1-800-211-8378; Fax: 1-800-232-1223.

Beckham JC, Lytle BL, Feldman ME: Caregiver burden in partners of Vietnam war veterans with posttraumatic stress disorder. *J Consult Clin Psychol*. 1996;64:1068-1072.

Blake DD, Weathers FW, Nagy LM, et al.: The development of a clinician-administered PTSD scale. J Trauma Stress. 1995;8:75-90.

Bleiberg KL, Markowitz JC: Interpersonal psychotherapy for posttraumatic stress disorder. *Am J Psychiatry*. 2005;162:181-183.

Bowlby JL: *Attachment and Loss*. London: Hogarth, 1969.

Brache K: Advancing interpersonal therapy for substance use disorders. *Am J Drug Alcohol Abuse*. 2012;38:293-298.

Brady K, Pearlstein T, Asnis GM, et al.: Efficacy and safety of sertraline treatment of posttraumatic stress disorder: a randomized controlled trial. *JAMA*. 2000;283:1837-1844.

Breslau N, Kessler RC, Chilcoat HD, Schulz LR, Davis GC, Andreski P: Trauma and posttraumatic stress disorder in the community: the 1996 Detroit Area Survey of Trauma. *Arch Gen Psychiatry*. 1998;55:626-632.

Brewin CR, Andrews B, Valentine JD: Meta-analysis of risk factors for posttraumatic stress disorder in trauma-exposed adults. *J Consult Clin Psychol*. 2000;68:748-766.

Campanini RF, Schoedl AF, Pupo MC, Costa AC, Krupnick JL, Mello MF: Efficacy of interpersonal therapy-group format adapted to post-traumatic stress disorder: an open-label add-on trial. *Depress Anxiety*. 2010;27:72-77.

Carroll KM, Rounsaville BJ, Gawin FH: A comparative trial of psychotherapies for Ambulatory cocaine abusers: relapse prevention and interpersonal psychotherapy. *Am J Drug Alcohol Abuse*. 1991;l7:229-247.

Chevron ES, Rounsaville BJ: Evaluating the clinical skills of psychotherapists. A comparison of techniques. *Arch Gen Psychiatry*. 1983;40:1129-1132.

Cloitre M, Koenen KC, Cohen LR, Han H: Skills training in affective and interpersonal regulation followed by exposure: A phase based treatment for PTSD related to childhood abuse. *J Consult Clin Psychol*. 2002;70:1067-1074.

Cloitre M, Scarvalone P, Difede JA: Posttraumatic stress disorder, self- and interpersonal dysfunction among sexually retraumatized women. *J Trauma Stress*. 1997;10:437-452.

Cloitre M, Stovall-McClough KC, Miranda R, Chemtob CM: Therapeutic alliance, negative mood regulation, and treatment outcome in child abuse-related posttraumatic stress disorder. *J Consult Clin Psychol*. 2004;72:4ll-416.

Cloitre M, Stovall-McClough KC, Nooner K, et al.: Treatment for PTSD related to childhood abuse: a randomized controlled trial. *Am J Psychiatry*. 2010;167:915-924.

Davidson JRT, Hughes D, Blazer D, George LK: Posttraumatic stress disorder in the community: an epidemiological study. *Psychol Med*. 1991;21:1-19.

DiMascio A, Weissman MM, Prusoff BA, Neu C, Zwilling M, Klerman GL: Differential symptom reduction by drugs and psychotherapy in acute depression. *Arch Gen Psychiatry*. 1979;36:1450-1456.

Endicott J, Nee J, Harrison W, et al.: Quality of Life Enjoyment and Satisfaction Questionnaire: a new measure. *Psychopharmacol Bull*. 1993;29:321-326.

Falkenström F, Markowitz JC, Jonker H, et al.: Can psychotherapists function as their own controls? Meta-analysis of the crossed therapist design in comparative psycho therapy trials. *J Clin Psychiatry*. 2013;74:482-491.

Fehon DC, Grilo CM, Lipschitz DS: A comparison of adolescent inpatients with and without a history of violence perpetration: impulsivity, PTSD, and violence risk. *J Nerv Ment Dis*. 2005:193:405-411.

Flay BR, Biglan A, Boruch RF, et al.: Standards of evidence: criteria for efficacy, effectiveness and dissemination. *Prev Sci*. 2005;6:151-175.

Foa EB, Keane TM, Friedman MJ (Eds.): *Effective Treatments for PTSD*. New York: Guilford, 2000.

Foa EB, Kozak MJ: Emotional processing of fear: exposure to corrective information. Psychol Bull. 1986;99:20-35.

Foa EB, Rothbaum BO, Riggs DS, Murdock TB: Treatment of posttraumatic stress dis order in rape victims: a comparison between cognitive-behavioral procedures and counseling. *J Consult Clin Psychology*. 1991;59:715-723.

Foa EB, Rothbaum BO: *Treating the Trauma of Rape: Cognitive-Behavioral Therapy for PTSD*. New York: Guilford. 1998.

Fonagy P, Gergely G, Jurist E, Target M: *Affect Regulation, Mentalization and the Development of the Self*. New York: Other Press, 2002.

Frank E, Kupfer DJ, Buysse DJ, et al.: Randomized trial of weekly, twice-monthly, and monthly interpersonal psychotherapy as maintenance treatment for women with recurrent depression. *Am J Psychiatry*. 2007;164:761-767.

Frank E, Kupfer DJ, Perel JM, et al.: Three-year outcomes for maintenance therapies in recurrent depression. *Arch Gen Psychiatry*. 1990;47:1093-1099.

Frank E, Kupfer DJ, Thase ME, et al.: Two-year outcomes for interpersonal and social rhythm therapy in individuals with bipolar I disorder. *Arch Gen Psychiatry*. 2005;62:996-1004.

Frank J: Ttherapeutic factors in psychotherapy. *Am J Psychotherapy*. 1971;25:350-361.

Freud S: *The Interpretation of Dreams*, 3rd ed. Translated by AA Brill. New York: Macmillan, 1913.

Gibbon M, Spitzer RL, Williams JBW, et al.: *Structured Clinical Interview for DSM-IV Axis II Disorders (SCID-II)* . Washington, DC: American Psychiatric Publishing, 1997.

Greenacre P: The childhood of the artist-libidinal phase development and giftedness. *Psychoanal Stud Chil*. 1957;12:47-72.

Hamilton M: A rating scale for depression. *J Neurol Neurosurg Psychiatry*. 1960;25:56-62.

Hembree EA, Foa EB, Dorfan NM, Street GP, Kowalski J, Tu X. Do patients drop out prematurely from exposure therapy for PTSD? *J Trauma Stress*. 2003;16:555-562.

Hoge CW, Riviere LA, Wilk JE, Herrell RK, Weathers FW. The prevalence of post traumatic stress disorder (PTSD) in US combat soldiers: a head-to-head comparison of DSM-5 versus DSM-IV-TR symptom criteria with the PTSD checklist. *Lancet Psychiatry*. 2014;1:269-277.

Hollon SD: *Final Report: System for Rating Psychotherapy Audiotapes*. Bethesda, MD: US Department of Health and Human Services, 1984.

Holmes TH, Rahe RH: The Social Readjustment Rating Scale. *J Psychosom Res*. 1967; 11:213-218.

Horowitz LM, Rosenberg SE, Baer BA, Ureno G, Villasenor VS: Inventory of interper sonal problems: psychometric properties and clinical applications. *J Consult Clin Psychol*. 1988;56:885-892.

Institute of Medicine Committee on Treatment of PTSD: *Treatment of Posttraumatic Stress Disorder: An Assessment of the Evidence.* Washington, DC: National Academy of Sciences. 2008.

Jacobsen E: *Progressive Relaxation.* Chicago, IL: University of Chicago Press, 1938.

Janoff-Bulman R: *Shattered Assumptions: Toward a New Psychology of Trauma.* New York: Free Press, 1992.

Jayawickreme N, Cahill SP, Riggs DS, et al.: Primum non nocere (first do no harm): symptom worsening and improvement in female assault victims after prolonged exposure for PTSD. *Depress Anxiety.* 2014;31:412-419.

Johnson JE, Zlotnick C: Pilot study of treatment for major depression among women prisoners with substance use disorder. *J Psychiatr Res.* 2012;46:1174-1183.

Johnson R, Persad G, Sisti D: The Tarasoff rule: the implications of interstate variation and gaps in professional training. *J Am Acad Psychiatry Law.* 2014;42:469-477.

Judd LL, Akiskal HS, Maser JD, et al.: A prospective 12-year study of subsyndromal and syndromal depressive symptoms in unipolar major depressive disorders. *Arch Gen Psychiatry.* 1998;55:694-700.

Kardiner A, Spiegel H: *War Stress and Neurotic Illness.* New York: Hoeber, 1947.

Kehle-Forbes SM, Meis LA, Spoont MR, Polusny MA: Treatment initiation and dropout from prolonged exposure and cognitive processing therapy in a VA outpatient clinic. *Psychol Trauma.* 2016;8:107-114.

Kessler RC, Berglund P, Demler O, Jin R, Merikangas KR, Walters EE: Lifetime prevalence and age-of-onset distributions of DSM-IV disorders in the National Comorbidity Survey Replication. *Arch Gen Psychiatry.* 2005;62:593-602.

Kessler RC, Chiu WT, Demler O, Walters EE: Prevalence, severity, and comorbidity of 12-month DSM-IV disorders in the National Comorbidity Survey Replication. *Arch Gen Psychiatry.* 2005;62:617-627.

Kessler RC, Sonnega A, Bromet E, Hughes M, Nelson CB: Posttraumatic stress dis order in the National Comorbidity Survey. *Arch Gen Psychiatry.* 1995;52:1048-1060.

Klerman GL, Weissman MM, Rounsaville BJ, Chevron ES: *Interpersonal Psychotherapy for Depression.* New York: Basic Books, 1984.（邦訳あり）

Krupnick JL, Green BL, Stockton P, Miranda J, Krause E, Mete M: Group interpersonal psychotherapy for low-income women with posttraumatic stress disorder. *Psychother Res.* 2008;18:497-507.

Krupnick JL, Sotsky SM, Simmens S, et al.: The role of the therapeutic alliance in psychotherapy and pharmacotherapy outcome: findings in the National Institute of Mental Health Treatment of Depression Collaborative Research Program. *J Consult Clin Psychol.* 1996;64:532-539.

Lanius RA, Vermetten E, Lowenstein RJ, et al.: Emotion modulation in PTSD: clinical and neurobiological evidence for a dissociative subtype. *Am J Psychiatry*. 2010;167:640-647.

Levi P: *If This Is a Man*, 3rd ed. Translated by S Woolf. London: Folio Society, 2003.

Liang B, Williams LM, Siegel JA: Relational outcomes of childhood sexual trauma in female survivors: a longitudinal study. *J Interpers Violence*. 2006;21:42-57.

Lipsitz JD, Fyer AJ, Markowitz JC, Cherry S: An open trial of interpersonal psycho therapy for social phobia. *Am J Psychiatry*. 1999;156:1814-1816.

Lipsitz JD, Markowitz JC: Mechanisms of change in interpersonal psychotherapy. *Clin Psychol Rev*. 2013;33:1134-1147.

Luborsky L, Diguer L, Seligman DA, et al.: The researcher's own therapy allegiances: a "wild card" in comparisons of treatment efficacy. *Clin Psychol Sci Pract*. 1999;6:95-106.

Markowitz JC, Bleiberg KL, Christos P, Levitan E: Solving interpersonal problems correlates with symptom improvement in interpersonal psychotherapy: preliminary findings. *J Nerv Ment Dis*. 2006;194:1S-20.

Markowitz JC, Bleiberg KL, Pessin H, Skodol AE: Adapting interpersonal psycho therapy for borderline personality disorder. *J Ment Health*. 2007;16:103-116.

Markowitz JC, Kocsis JH, Fishman B, Spielman LA, Jacobsberg LB, Frances AJ, Klerman GL, Perry SW: Treatment of depressive symptoms in human immunodeficiency virus-positive patients. *Archives of General Psychiatry*. 1998;55:452-457.

Markowitz JC, Lipsitz J, Milrod BL: A critical review of outcome research on interpersonal psychotherapy for anxiety disorders. *Depress Anxiety*. 2014;31:316-325. Epub Feb. 3, 2014.

Markowitz JC, Meehan KB, Petkova E, et al.: Treatment preferences of psychotherapy patients with chronic PTSD. *J Clin Psychiatry*. 2015a; June 9 [Epub ahead of print].

Markowitz JC, Milrod B, Bleiberg KL, Marshall RD: Interpersonal factors in understanding and treating posttraumatic stress disorder. *J Psychiatr Pract*. 2009;15:l33-140.

Markowitz JC, Milrod B: The importance of responding to negative affect in psychotherapies. *Am J Psychiatry*. 2011;168:124 128.

Markowitz JC, Milrod BL: What to do when a psychotherapy fails. *Lancet Psychiatry*. 2015;2:186-190.

Markowitz JC, Patel SR, Balan I, et al.: Towards an adaptation of interpersonal psychotherapy for depressed Hispanic patients. *J Clin Psychiatry*. 2009a;70:214-222.

Markowitz JC, Petkova E, Biyanova T, Ding K, Nelia Y: Exploring personality diagnosis stability following acute psychotherapy for chronic posttraumatic stress disorder. *Depress Anxiety*. 2015b;32:919-926.

Markowitz JC, Petkova E, Neria Y, et al.: Is exposure necessary? A randomized clinical trial of interpersonal psychotherapy for PTSD. *Am J Psychiatry*. 2015;172;430-440.

Markowitz JC, Spielman LA, Scarvalone PA, Perry SW: Psychotherapy adherence of therapists treating HIV-positive patients with depressive symptoms. *J Psychother Pract Re*s. 2000;9:75-80.

Markowitz JC, Svartberg M, Swartz HA: Is IPT time-limited psychodynamic psychotherapy? *J Psychoth er Pract Res*. 1998a;7:185-195.

Markowitz JC, Swartz HA: Case formulation in interpersonal psychotherapy of depression. In: *Handbook of Psychotherapy Case Formulation*, 2nd ed. Edited by TD Eells. New York: Guilford Press, 2007:221-250.

Markowitz JC, Weissman MM (Eds.): *Casebook of Interpersonal Psychotherapy*. New York: Oxford University Press, 2012.

Markowitz JC, Weissman MM: IPT: past, present, and future. *Clin Psychol Psychother*. 2012;19:99-105.

Markowitz JC: *Interpersonal Psychotherapy for Dysthymic Disorder*. Washington, DC: American Psychiatric Press, 1998.

Marshall RD, Beebe KL, Oldham M, Zaninelli R: Efficacy and safety of paroxetine treatment for chronic PTSD: a fixed-dose, placebo-controlled study. *Am J Psychiatry*. 2001;158:1982-1988.

McFall M, Fontana A, Raskind M, Rosenheck R: Analysis of violent behavior in Vietnam combat veteran psychiatric inpatients with posttraumatic stress disorder. *J Trauma Stress*. 1999;12:501-517.

McHugh RK, Whitton SW, Peckham AD, Welge JA, Otto MW: Patient preference for psychological vs. pharmacologic treatment of psychiatric disorders: a meta-analytic review. *J Clin Psychiatry*. 2013;74:595-602.

McMillen C, North C, Mosley M, Smith E: Untangling the psychiatric comorbidity of posttraumatic stress disorder in a sample of flood survivors. *Compr Psychiatry*. 2002:43:478-485.

NICE guidelines [CG26]: Post-traumatic stress disorder (PTSD): The management of PTSD in adults and children in primary and secondary care, 2005. At https://www.nice.org.uk/guidance/cg26; accessed May 23, 2015.

Norris FH, Friedman MJ, Watson PJ: 60,000 disaster victims speak: Part II. Summary and implications of the disaster mental health research. *Psychiatry*. 2002;65:240-260.

North CS, Nixon SJ, Shariat S, et al.: Psychiatric disorders among survivors of the Oklahoma City bombing. *JAMA*. 1999;282:755-762.

Ozer EJ, Best SR, Lipsey TL, Weiss DS: Predictors of posttraumatic stress disorder and symptoms in adults: a meta-analysis. *Psychol Bull*. 2003;129:52-73.

Parsons T: Illness and the role of the physician: a sociological perspective. *Am J Orthopsychiatry*. 1951;21:452-460.

Rauch SL, Shin LM, Phelps EA: Neurocircuitry models of posttraumatic stress disorder and extinction: human neuroimaging research-bpast, present, and future. *Biol Psychiatry.* 2006;60:376-382.

Ray RD, Webster R: Group interpersonal psychotherapy for veterans with posttraumatic stress disorder: a pilot study. *Int J Group Psychother.* 2010;60:131-140.

Resick PA, Uhlmansiek MO, Clum GA, Galovski TE, Scher CD, Yinong Y-X: A randomized clinical trial to dismantle components of cognitive processing therapy for posttraumatic stress disorder in female victims of interpersonal violence. *J Clin Consult Psychology.* 2008;76:243-258.

Reynolds CF 3rd, Frank E, Perel JM, et al.: Nortriptyline and interpersonal psychotherapy as maintenance therapies for recurrent major depression: a randomized controlled trial in patients older than 59 years. *JAMA.* 1999;281:39-45.

Riggs DS, Byrn CA, Weathers FW, Litz BT: The quality of the intimate relationships of male Vietnam veterans: problems associated with posttraumatic stress disorder. *J Trauma Stress.* 1998;11:87-102.

Robertson M, Rushton P, Batrim D, Moore E, Morris P: Open trial of interpersonal psychotherapy for chronic post-traumatic stress disorder. *Australas Psychiatry.* 2007:15:375-379.

Rounsaville BJ, Chevron ES, Weissman MM, Prusoff BA, Frank E: Training therepists to perform interpersonal psychotherapy in clinical trials. *Compr Psychiatry.* 1986;27:364-371.

Rounsaville BJ, O'Malley S, Foley S, Weissman MM: Role of manual-guided training in the conduct and efficacy of interpersonal psychotherapy for depression. *J Consult Clin Psychol.* 1988;56:681-688.

Rudden MG, Milrod B, Meehan KB, Falkenstrom F: Symptom-specific reflective functioning: incorporating psychoanalytic measures into clinical trials. *J Am Psychoanal Assn.* 2009;57:1473-1478.

Rutimann DD, Meehan KB: Validity of a brief interview for assessing reflective function. *J Am Psychoanal Assn.* 2012;60:577-589.

Sareen J, Cox BJ, Stein MB, Afifi TO, Fleet C, Asmundson GJG: Physical and mental comorbidity, disability, and suicidal behavior associated with posttraumatic stress disorder in a large community sample. *Psychosom Med.* 2007;69:242-248.

Schneier FR, Neria Y, Pavlicova M, et al.: Combined prolonged exposure therapy and paroxetine for PTSD related to the World Trade Center attack: a randomized controlled trial. *Am J Psychiatry.* 2012;169:80-88.

Shalev AY, Freedman S, Peri T, et al.: Prospective study of posttraumatic stress disorder and depression following trauma. *Am J Psychiatry.* 1998;155:630-637.

Shapiro, F: *Eye Movement Desensitization and Reprocessing: Basic Principles, Protocols and Procedures.* 2nd ed. New York: Guilford Press, 2001.

Stein MB, Kessler RC, Heeringa SG, et al.; & Army STARRS collaborators: Prospective longitudinal evaluation of the effect of deployment-acquired traumatic brain injury on posttraumatic stress and related disorders: results from the Army Study to Assess Risk and Resilience in Servicemembers (Army STARRS). *Am J Psychiatry*. 2015;172:1101-1111.

Stewart AL, Greenfield S, Hays RD, et al.: Functional status and well-being of patients with chronic conditions. Results from the Medical Outcomes Study. *JAMA*. 1989;262:907-913.

Sullivan HS: *The Interpersonal Theory of Psychiatry*. New York: W.W. Norton, 1953.

Wampold BE: *The Great Psychotherapy Debate: Models, Methods, and Findings*. Mahwah, NJ: Lawrence Erlbaum Associates, 2001.

Wang PS, Berglund P, Olfson M, Pincus HA, Wells KB, Kessler RC: Failure and delay in initial treatment contact after first onset of mental disorders in the National Comorbidity Survey Replication. *Arch Gen Psychiatry*. 2005;62:603-613.

Watts BV, Shiner B, Zubkoff L, Carpenter-Song E, Ronconi JM, Coldwell CM: Implementation of evidence-based psychotherapies for posttraumatic stress disorder in VA specialty clinics. *Psychiatric Serv*. 2014;65:648-653.

Weathers FW, Blake DD, Schnurr PP, Kaloupek DG, Marx BP, Keane TM: *The Clinician-Administered PTSD Scale for DSM-5 (CAPS-5)* . 2013a. Interview available from the National Center for PTSD at www.ptsd.va.gov.

Weathers FW, Keane TM, Davidson JRT: Clinician-Administered PTSD Scale: a review of the first ten years of research. *Depress Anxiety*. 2001;13:132-156.

Weathers FW, Litz BT, Keane TM, Palmieri PA, Marx BP, Schnurr PP: *The PTSD Checklist for DSM-5 (PCL-5)* . 2013. Scale available from the National Center for PTSD at www.ptsd. va.gov.

Weissman MM, Bothwell S: Assessment of social adjustment by patient self-report. *Arch Gen Psychiatry*. 1976;33:1111-1115.

Weissman MM, Kasl SV, Klerman GL: Follow-up of depressed women after maintenance treatment. *Am J Psychiatry*. 1976;133:757-760.

Weissman MM, Markowitz JC, Klerman GL: *Clinician's Quick Guide to Interpersonal Psychotherapy*. New York: Oxford University Press, 2007.（邦訳あり）

Weissman MM, Markowitz JC, Klerman GL: *Comprehensive Guide to Interpersonal Psychotherapy*. New York: Basic Books, 2000.

Wilfley DE, MacKenzie KR, Welch RR, Ayres VE, Weissman MM: *Interpersonal Psychotherapy for Group*. New York: Basic Books, 2000.

Wilkinson ST, Stefanovics E, Rosenheck RA: Marijuana use is associated with worse outcomes in symptom severity and violent behavior in patients with posttraumatic stress disorder. *J Clin Psychiatry*. 2015;76:1174-1180.

Wisco BE, Marx BP, Miller MW, et al.: Probable posttraumatic stress disorder in the US veteran population according to DSM-5: Results from the National Health and Resilience in

Veterans Study. *J Clin Psychiatry*. 2016;77:1503-1510.

Wisco BE, Marx BP, Wolf EJ, Miller MW, Southwick SM, Pietrzak RH: Posttraumatic stress disorder in the US veteran population: results from the National Health and Resilience in Veterans Study. *J Clin Psychiatry*. 2014;75:1338-1346.

索　引

※*の付いた数字は、当該項目がページ内の表中にあることを示す。

【あ】

愛着　17, 33*, 37, 39, 40, 45, 46, 60
　　PTSDと──　39-41
IPT（対人関係療法）
　　──でしないこと　169
　　──でするべきこと　154-156
　　──でしてはならないこと　156, 157
　　──とエクスポージャー療法の違い　32, 33*, 38
　　──における治療者の姿勢　24, 25
　　──の各治療期　25-30
　　　　→「IPTの初期」「IPTの中期」「IPTの
　　　　終結期」も参照
　　──の基本的原則　17-24
　　──の焦点　19, 21-23, 25, 26, 29, 30, 32, 33*, 35-
　　　　38, 40, 44, 46-50, 54, 56, 59, 60-63, 70, 73-75,
　　　　78, 85, 94, 96, 99, 101, 102, 104, 105, 110, 111,
　　　　121, 148, 157, 167, 168
　　──のトレーニング　158-161
　　──の背景　16, 17
　　──のマニュアル　16, 17, 31, 59, 75, 154, 159-
　　　　162
　　──の目標　23, 61, 74
　　──のワークショップ　160, 161
　　PTSDに対する──の適用　31-41
IPTの終結期　29, 30, 32, 42, 84, 85, 95, 126, 135,
　　137-141
IPTの初期　13, 20, 23, 25, 26, 33, 42-58, 85, 118, 127
　　──の目標　25, 26, 42, 58
IPTのセッション
　　──の構造　63-72
　　──の予定／スケジュールを組む　26, 51, 106,
　　　　142, 154, 168
　　──を録音する　31, 154-156, 158, 160, 161
IPTの中期　26-29, 59-74, 78, 90, 94, 99, 106, 156
悪夢　vii, 11, 86, 97, 112

アルコール　9*-11*, 86, 88, 105, 129, 146
安全の感覚　vii, 6, 37
医学モデル　24, 26, 30, 32, 37, 43, 144, 149 →「医学
　　的な病としてのPTSD」も参照
怒り　10*, 24, 25, 27, 28, 34, 43, 45, 55, 62-67, 69, 80,
　　81, 86-88, 91-94, 97-100, 111-113, 115, 117-120,
　　125, 126, 128, 131, 132, 134, 135, 138, 148, 150, 163,
　　166, 168
　　──を肯定する／受け入れる　81, 92, 100, 148
　　──を表現する　43, 69, 91, 100, 111, 119, 126,
　　　　134, 138, 150 →「感情／気持ちを表現す
　　　　る」も参照
維持治療　139, 141, 142
以前の治療　46, 151
苛立ち　vi, 10*, 36, 97, 98, 121, 128, 129, 159, 168
インフォームド・コンセント　14
うつ（病）　viii, 3, 14, 17-20, 22-27, 41, 61, 85-87, 96,
　　97, 99, 100, 105, 112, 129, 131, 135, 141, 143, 144,
　　148, 149, 156, 159 →「悲哀」「複雑化した死
　　別」も参照
大うつ病　viii, 18, 20, 23, 32, 41, 42, 62, 76, 84, 87,
　　96, 97, 110, 128, 139, 141, 145, 148, 162, 166
大うつ病性障害　11, 13, 16, 17, 24, 31, 60, 103,
　　148, 155, 159
抑うつ　16-20, 22, 24, 25, 27-29, 76
　　──の治療可能性　18, 20, 26
　　医学的な病としての──　17, 18
エクスポージャー／曝露　vi, viii, ix, 8*, 9*, 31, 32,
　　32*, 33*, 37, 38, 41, 66, 72-74, 97, 101, 110, 127,
　　152, 156, 157, 163
　　──ベース　viii, 3, 4, 31, 32, 33*, 36, 38, 41, 163
　　──療法　viii, 32, 33, 35, 38, 96, 127, 150, 164,
　　　　166
　　持続──療法　v, viii, 3, 4, 15, 32, 96, 140, 148,
　　　　156

【か】

外傷性脳損傷　11, 44, 146

回避（症状）　9*, 11, 24, 34, 37, 38, 49, 62, 64, 76, 85, 98, 144, 145

解離／疎外　5, 7, 9*-11*, 13, 36, 76, 78, 86, 87, 90, 97, 103, 112, 114, 127, 129, 138, 140, 165

覚醒亢進　5, 36

カタルシス　27, 59, 60

過度の警戒心　10*, 36, 51, 56, 76, 97

悲しみ　24, 27, 30, 34, 64, 66, 67, 85, 106, 107, 110, 119, 138, 139 →「悲哀」「複雑化した死別」も参照

患者に病気の責を負わせない　13, 30, 32, 35, 43, 47, 89, 99, 105, 129, 131, 140, 141, 150, 165, 166 →「治療可能な病としてのPTSD」「病気を責める／責任を負わせる」も参照

感情／気持ち　→「怒り」「情動／感覚」「悲しさ」「苦しみ」も参照

　── に耐える　24, 27, 32, 34, 37, 41, 60, 62, 65, 91, 111, 157

　── を言語化する／言葉にする　22, 34, 68, 81, 83

　── を肯定する　61, 62, 65, 67, 71, 99-101, 139, 148, 152

　── を正常なものとして受け入れる　27, 34, 54, 55, 62, 65, 67, 68, 73, 80, 81, 85, 92, 94, 96, 100, 119, 132

　── を表現する　28, 33, 45, 62, 65, 70, 71, 99, 107, 109, 119, 121, 127, 138, 139, 148 →「怒りを表現する」も参照

　患者の ── を明確にする　62

感情調律　32, 41, 64, 65, 90, 163

危険　viii, 7, 33, 34, 38, 43, 44, 50, 52, 54, 60, 62, 66, 70, 90, 95, 107, 143-148, 163-165

希死念慮　59, 77, 85, 143, 145 →「自殺願望」も参照

気分障害　15, 17, 18, 22, 23, 40, 104, 136

（医療上の）希望　24, 46, 50, 53, 57, 166

虐待　vi, 6, 9*, 13, 41, 51, 97, 98, 100, 101, 111, 117, 126, 127, 131, 136, 150

　以前の治療者による ──　47, 151

　感情的 ──　117, 150

　身体的 ──　vii, 51, 128, 150

　性的 ──／暴力　vi, 6, 8*, 51, 97, 128, 150, 151

CAPS（PTSD臨床診断面接尺度）　12, 13, 43, 53, 57, 76, 77, 84, 86, 94, 96, 97, 103, 105, 108, 110, 113, 117, 127, 128, 135, 136, 155

脅威　vii, 32, 49, 90, 146, 147

強化　14, 23, 29, 38, 49, 56, 57, 63, 66-70, 125, 127, 138, 145, 147, 150

共感　22, 53, 63, 66, 69-71, 99, 100, 120, 152, 169

恐怖消去　viii

苦痛　vii, 9*, 10*, 53, 64, 72, 96, 97, 129, 131, 143-145, 152, 159, 167 →「苦しみ」も参照

苦しみ　13, 24, 53, 61, 86, 111, 145, 166 →「苦痛」も参照

「警告義務」あるいは保護義務　14c

厳守／遵守　31, 32*, 32, 154-156, 158

（感情に関する）語彙　33, 65, 94

国際ＩＰＴ学会　159, 160

孤独／孤立　10*, 20, 29, 38, 39, 41, 77, 112

コミュニケーション分析　64, 65

コモンファクター　49, 53, 54*, 139

コントロール感覚　37, 65, 72, 84, 150, 169

混沌として感じられるもの　61 →「役割の変化」も参照

【さ】

罪悪感　10*, 13, 18, 51, 59, 60, 71, 85, 100, 110, 112, 114

再発　29, 43, 99, 139, 141

再被害者化　131, 150

サバイバー（であるという意識）　56, 72, 138

サバイバーズ・ギルト　13

支援／サポート　6, 23, 24, 33*, 38, 44, 63, 71, 73, 77, 84, 86, 88, 101, 118, 122, 134, 145, 146

　社会的 ──　viii, ix, 6, 23, 25, 28, 29, 35, 37-39, 43, 45, 46, 62, 108, 127, 128, 139, 144, 163, 169

（社会的／対人関係的）シグナル　37, 55, 67, 80, 118, 119, 139, 168

自己開示　25, 73, 139

自己主張　111, 112, 121, 150

自己批判　18, 24 →「自責」「罪悪感」も参照

自殺　43, 112, 129, 143-146, 152

　── 願望　103, 104 →「希死念慮」も参照

自責　13, 18 →「自己批判」「罪悪感」も参照

失感情　13, 32, 34, 102

失敗　18, 30, 69, 77, 95, 140 →「自責」「弱さ」も参照

死別　59

　複雑化した──　19, 20, 27, 40, 46, 59, 71, 102 →「悲哀」「複雑化した悲哀」も参照

社会機能　37, 38, 135 →「対人関係機能」も参照

社会的スキル（を構築する）　viii, ix, 22, 29, 61, 73

宿題　33*, 50, 69, 73, 89, 109, 157, 169

守秘義務　147, 155

馴化　viii, 33*, 66, 163

症状の緩和　15, 38, 39, 42, 51, 53, 59, 111, 149, 151

進捗ノートを書くこと　155

心的外傷後ストレス障害　→「PTSD」を参照

信頼／信用　vii, viii, 10*, 25, 33*, 35, 37, 39, 44, 45, 47, 48, 53, 66, 76-78, 81-83, 86-90, 92, 93, 95, 104, 109, 116, 117, 119, 120, 121, 125, 128, 134, 142, 145, 151, 165, 169

心理教育　12, 24, 37, 43, 56, 57*, 67, 97, 99

スーパービジョン　4, 31, 154, 155, 158, 160, 161

ストレス素因モデル　18

成功体験　37, 54*, 55, 56, 59, 84, 139

脆弱（性）　vi, 5, 18

精神医学　vi, 4, 11, 59, 103, 143-145, 148, 165

精神科的障害　16, 36 →「摂食障害」「不安障害」「気分障害」「双極性障害」も参照

精神力動的な介入　157

精神療法　viii, 4, 14-16, 24, 26, 46, 53, 54, 57, 63, 97, 135, 140, 147, 158-160

　──研究　ix

　短期──　156

　力動的──　128, 156

摂食障害　viii, 17

責める／責任を負わせる　→「自責」「自己批判」も参照

　（患者が）自分を──　30, 51

　治療を──　30, 140

　病気を──　18, 22, 24, 51 →「患者に病気の責を負わせない」も参照

戦争　86

　──によるPTSD　5, 7, 86

　──のトラウマ　8, 86-89

選択肢　66, 100, 147, 160

対人関係上の──（を探ること）　22, 27, 62, 66-69, 71, 72, 81, 84, 92, 99, 101, 107, 109, 120, 123, 124, 128, 150

治療上の──　viii, 3, 4, 14, 15, 30, 37, 140

双極性障害　17, 149

【た】

対人関係

　──機能　16, 17, 38, 46, 55, 59, 101, 127

　──質問項目　23, 25, 43, 45, 46, 57, 76, 97, 104, 150→「病歴の聴取」も参照

　──上の成長　30, 135

　──上の問題領域　19, 21, 37, 46, 49, 50, 59, 70, 75, 99, 100, 142, 158 →「悲哀」「複雑化した死別」「役割をめぐる不和」「役割の変化」も参照

　──に対するトラウマの影響　35

　──の欠如　20, 26, 29, 40, 41, 62

　──の焦点の選択　40, 41

　──療法　→「IPT」を参照

治療者の姿勢　24, 25

治療同盟　26, 53, 58, 69

治療に対する期間限定のアプローチ　14, 15, 23, 51 →「（時間的な）プレッシャー」も参照

治療の焦点　19, 21-23, 40, 50, 56, 61, 70, 72, 99, 102, 140 →「IPTの焦点」も参照

治療法／要素の折衷　145, 156

DSM（精神疾患の診断・統計マニュアル）　vi, 3, 7, 8, 8*-11*, 12, 36, 57, 76, 86, 96, 97, 99, 103, 113, 136, 149

テーマとなること　72-74

テーマの継続性　52, 71

転移　26, 30, 73, 151, 157

電話でのコンタクト　52, 146, 152, 153

動揺　7, 90, 91, 94, 114

トラウマ　→「ライフ・イベント」も参照

　──の再体験／再構築　5, 32, 33*, 35, 44, 74, 85, 89, 101, 128, 136, 166, 169 →「エクスポージャー療法」「エクスポージャー／曝露」も参照

　──を思い出させるもの　vii, 37, 38, 73, 74, 163, 165

【な】

ニーズ　28, 45, 55, 61, 68, 70, 99, 100

人間関係　28, 39, 47, 56, 78, 167, 169 →「対人関係」も参照

認知行動療法（CBT）　viii, 3, 4, 36, 37, 159 →「エクスポージャー療法」「持続エクスポージャー療法」も参照

能力／力量　37, 55, 88, 104, 109, 113, 138, 158, 159
　患者の──　43, 66, 109
　社会的──　38, 84, 85
　対人関係上の──　62, 72

【は】

パーソナリティ障害　11, 86, 87, 97, 148
　境界性──　129, 135
　妄想性──　86, 87, 96, 149

パニック　3, 145
　──障害　3
　──発作　11

悲哀　19, 27, 28, 40, 46, 59, 60, 96, 102-110, 139, 158, 168 →「複雑化した死別」も参照
　複雑化した──　26-28, 40, 48, 75, 105

PTSD（心的外傷後ストレス障害）
　──患者について治療者が知っておきたいこと　167, 168
　──のサブタイプ　7
　──の診断（基準）　3, 7-13, 32, 36, 43, 52, 76, 97, 113, 127, 128, 129, 136
　──のためのIPTの手引きのプリント　52, 56, 129, 155, 165-170
　──の治療計画　13-15
　──の評価尺度　12, 13, 43
　医学的な病としての──　165, 166
　治療可能な病としての──　viii, 7, 13, 32, 43, 48, 49, 51, 53, 56, 57, 77, 89, 99, 105, 129, 131, 141, 144, 165, 166
　慢性──　viii, 3, 16, 31, 32, 34, 39, 41, 96, 97, 127, 128, 141, 149, 153

評価尺度　12, 13, 25, 43, 57, 78, 94, 143
　ハミルトン抑うつ──　20, 25, 76, 84, 103, 108, 110, 128, 135, 141, 156
　ベック抑うつ──　156

病者の役割　51, 57*, 78, 99, 106

病歴（の聴取）　13, 20, 21, 23, 25, 37, 43, 46, 49, 58, 103, 104, 150, 151 →「対人関係質問項目」も参照

不安　vi-viii, 5, 11, 23-25, 27, 28, 30, 34, 39, 48, 50, 51, 58, 60-62, 64-67, 76, 78, 83, 87, 88, 103, 112, 125, 129, 135, 138, 146, 147, 149, 151, 163, 167, 168
　──障害　3, 11, 15, 17, 23, 35, 104, 148

フォーミュレーション　20, 21, 26, 43, 47-49, 53, 57*, 59, 73, 78, 88, 90, 105, 117

不信（感）　13, 14, 23, 25, 36, 38, 49, 58, 73, 76, 86, 87, 99, 149, 151, 155 →「妄想性パーソナリティ障害」も参照

フラッシュバック　vii, 9*, 57, 73, 76, 86, 97, 165

（時間的な）プレッシャー　23, 24, 51, 52, 136

併存症　11, 42, 148, 149, 155 →「うつ病」も参照

別離　29, 30, 67, 85, 139 →「IPTの終結期」も参照

方向性を回復／構築する　28, 60

暴力　8*, 63, 146-148 →「自殺」も参照

【ま】

（感情の）麻痺　vii, viii, 13, 34, 35, 37, 39, 51, 64, 66, 67, 86, 89, 90, 106, 107, 117, 127, 129, 130, 132, 135, 138, 167

無力感　vii, 19, 22, 24, 150

妄想　87, 149 →「妄想性パーソナリティ障害」も参照

【や】

薬物乱用　43

薬物療法　14-16, 24, 26, 30, 46, 53, 57*, 57, 140, 145, 149, 162

役割の変化　19, 26, 28, 29, 36, 37, 40, 41, 46, 47, 56, 59, 61, 70, 72, 75-101, 136, 150, 157, 168

役割をめぐる不和　19, 23, 26, 28, 29, 40, 41, 45, 46, 48, 59-62, 65, 72, 96, 99, 101, 111-136, 150, 158, 168

安らぎ　23, 29, 135

憂鬱　vii, 76, 78, 85, 97, 103, 129

弱さ　18, 105, 109, 138

【ら】

ライフ・イベント　17, 28, 29, 40, 41, 49, 62, 102

→「悲哀」「複雑化した死別」「トラウマ」も
　　　参照
　　── と気分の相互作用　18-22, 70, 73
　　── とさまざまな感情や症状とのつながり
　　　19, 22, 55, 63, 166, 167
（治療的／医学的）楽観主義　46, 54*, 55, 56, 73
リスクをとること　37, 43, 50, 66, 69, 70, 83, 84, 122,
　　126, 127, 138
リフレクティブ・ファンクション　40, 163
リラクセーション療法　140, 156, 157
ルール違反　62, 63, 80, 132
レジリエンス／回復力　vi, 72, 138
ロールプレイ　22, 27, 61, 62, 68-71, 82, 84, 92, 94, 99,
　　100, 107, 119, 120, 125, 128, 132-134, 138, 150, 160

【人物索引】

Bleiberg, Kathryn L　96
Bowlby, John　17, 39
Frank, Jerome　54
Klerman, Gerald L.　16-18
Parsons, Talcott　18
Sullivan, Harry S.　17
Weissman, Myrna M.　16-18

監訳者あとがき

　本書は、John C. Markowitz 著、Interpersonal Psychotherapy for Posttraumatic Stress Disorder の、第 1 章の一部を除く全訳である（訳出しなかった部分は、創元社のウェブサイトで原文を読むことができる）。PTSD に対する対人関係療法（IPT）についての初めての専門書であり、著者が主導した、NIMH（米国国立精神保健研究所）の大規模臨床研究の結果を踏まえて書かれたものである。

　IPT は、エビデンスに基づく精神療法として認知行動療法（CBT）と双璧をなす治療法であり、1960年代末からうつ病を対象に開発され、その後摂食障害、双極性障害などへと、エビデンスを伴う適用が進んできている。本書のテーマである PTSD もその 1 つだ。

　PTSD に対してはエクスポージャーを基盤にした治療が現在の主流であるが、（1）恐怖や記憶の欠如のためにエクスポージャーができない患者が存在する、（2）ソーシャル・サポートに乏しい者が PTSD を発症させやすい、（3）PTSD の症状が現在の対人関係に大きな影響を与える、（4）複雑性 PTSD など、特定のエクスポージャーが不向きな患者がいる、ということから、エクスポージャーを必要とせず現在の対人関係に注目しソーシャル・サポートを充実させる目的を持つ IPT は、展望のある治療法だと言える。すでに、小規模なパイロット研究の結果から IPT の可能性は強く示されていたが、昨今は、薬物療法を用いない精神療法の臨床研究は資金調達が難しい。しかし大規模な RCT をきちんと行わないと、「PTSD に対して IPT は有効である」と言うことはできない。

　著者の Markowitz は私にとって長く「兄貴分」のような存在で、個人的なやりとりも多い。「治療の選択肢は常に複数あるべき」という見識を持っている Markowitz は、ニューヨークのテロ事件を経て、エクスポージャー以外の治療に道を開く PTSD の大規模研究が必要だと確信し、NIMH を熱心に説得した結果研究が可能になったと聞いている。本書にその結果が記されている

185

が、特にうつ病を併存する患者においてのIPTの脱落率は、持続エクスポージャー療法に比べると明らかに低い。PTSDとうつ病の併存率の高さを考えると、これは臨床的に大変意味のある結果だと思う。

　実際に私もPTSD患者を多く治療しているが、再体験症状などのPTSD症状そのものよりも、現在の対人関係の困難、つまり「生きづらさ」の方が苦しみの本体であり、生活の質を下げている、というケースは決して少なくない。現在の対人関係の質が下がってしまうために、結果としてそこから得られるはずのサポートも得られず、悪循環に陥っているというケースがとても多いのだ。そんな人たちに対して、何がPTSDの症状であるかをきちんと心理教育し、有害な対人関係の整理を助け、人からのサポートを実感できるよう取り組むIPTは、治療法としてとても適していると日常臨床で強く感じている。

　なお、Markowitzも慎重に書いているが、本書は決してエクスポージャーを否定するものではない。エクスポージャー療法が成功した人においては、対人関係も改善する。IPTが成功した人は、自らトラウマを思い出させるものに向き合う傾向にある。つまり、向き不向きはあるとしても、同じ山の別の登山道なのだと思う。その登山道が1つしかないのか、自分の向き不向きに応じて「もう1つの選択肢」があるのか、というのはPTSDのようにデリケートな状態にある人にとっては非常に大きな違いをもたらすと私は信じている。

　最後に、日本語訳を全面的に支えてくださった著者Markowitzには心から感謝申し上げます。おそらく研究者にしか関心を持たれないであろう第1章の翻訳の割愛についても、「君がよいと思う方法で」と速やかに賛成してくれました。また、とても誠実に翻訳作業をしてくださった翻訳者の中森拓也さんにも深謝申し上げます。IPTの深き理解者で、今回も本書の刊行を可能にし、編集に尽力してくださった、創元社の渡辺明美さん、我有悠生さんに心からお礼申し上げます。

著者紹介 ··

ジョン・C・マーコウィッツ（John C. Markowitz）

医学博士。コロンビア大学医学部精神科臨床教授であり、ニューヨーク州立精神医学研究所の研究精神科医。マーコウィッツ博士は国際的に認知された精神療法研究専門家であり、NIMHおよび財団の支援による対人関係療法（IPT）、認知行動療法、薬物療法の諸研究を実施、気分障害・不安障害・パーソナリティ障害の治療を研究してきた。300あまりのピア・レビュー（査読）を受けた研究論文、書籍の章、レビュー論文（メタ解析など）を発表。

監訳者紹介 ··

水島広子（みずしま　ひろこ）

慶応義塾大学医学部卒業・同大学院修了（医学博士）。現在、対人関係療法専門クリニック院長、慶應義塾大学医学部非常勤講師（精神神経科）。主著『臨床家のための対人関係療法入門ガイド』『トラウマの現実に向き合う　ジャッジメントを手放すということ』『対人関係療法でなおす　トラウマ・PTSD』など。訳書『対人関係療法総合ガイド』など。ホームページ http://www.hirokom.org

訳者紹介 ··

中森拓也（なかもり　たくや）

東京外国語大学卒業。翻訳者。

PTSDのための対人関係療法

2019年11月1日　第1版第1刷発行

著　者………ジョン・C・マーコウィッツ
監訳者………水島広子
訳　者………中森拓也
発行者………矢部敬一
発行所………株式会社 創元社
　　　　　　〈本　社〉
　　　　　　〒541-0047　大阪市中央区淡路町4-3-6
　　　　　　TEL.06-6231-9010(代)
　　　　　　〈東京支店〉
　　　　　　〒101-0051　東京都千代田区神田神保町1-2 田辺ビル
　　　　　　TEL.03-6811-0662(代)
　　　　　　https://www.sogensha.co.jp/
印刷所………株式会社 太洋社

本書を無断で複写・複製することを禁じます。
乱丁・落丁本はお取り替えいたします。
ⓒ2019 Printed in Japan
ISBN978-4-422-11727-0　C3011

JCOPY 〈出版者著作権管理機構 委託出版物〉
本書の無断複製は著作権法上での例外を除き禁じられています。複製される場合は、そのつど事前に、出版者著作権管理機構(電話03-5244-5088、FAX 03-5244-5089、e-mail: info@jcopy.or.jp)の許諾を得てください。

本書の感想をお寄せください
投稿フォームはこちらから▶▶▶

創元社の 臨床家のための対人関係療法 の本

臨床家のための
対人関係療法クイックガイド

M・M・ワイスマン、J・C・マーコウィッツ、
G・L・クラーマン 著／水島広子 訳

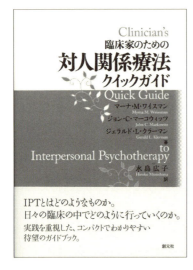

本書にはうつ病の治療法として開発された対人関係療法のエッセンスが書かれており、実践のための簡便な参考書を探し求めていた臨床家にとって、待望のガイドブックといえる。患者とのやりとりや治療の焦点づけの方法、治療上の困難の処理のしかたなど、実例を数多く取り入れながら、要点を簡潔に述べている。

定価 3500円＋税　A5判・並製・240頁
ISBN 978-4-422-11404-0 C3011

臨床家のための
対人関係療法入門ガイド

水島広子 著

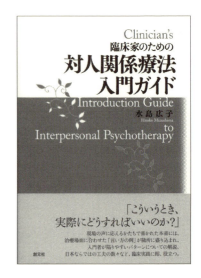

本書では日本における対人関係療法の第一人者である著者が、ワークショップや講演で寄せられた「実際にこういうときにどうすればいいのか」という多くの質問に、実践に即役立つ具体的な会話例を多く取り入れながら応えていく。また、初心者向けに治療の流れをチャート化し、陥りやすい問題点も明らかにする。

定価 2500円＋税　A5判・並製・196頁
ISBN 978-4-422-11424-8 C3011